凄腕ドクターが解説する

眼内コンタクトレンズ手術 ICL

［神奈川県］スカイビル眼科院長
秦誠一郎

［東京都］六本木柴眼科院長
柴琢也

［愛知県］名古屋アイクリニック
角膜・屈折矯正手術統括医師
小島隆司

［大阪府］おおしま眼科
グループ代表
大島佑介

［京都府］大内雅之アイクリニック院長
大内雅之

幻冬舎MC

凄腕ドクターが解説する

眼内コンタクトレンズ（ＩＣＬ）手術

はじめに

スマートフォンやパソコンなど、デジタルデバイスの長時間使用が当たり前になるにつれ、視力に問題を抱える人が増えています。文部科学省が発表した「令和４年度学校保健統計」によると、幼稚園児の約25％が視力１・０未満であり、小学生で約38％、中学生で約61％、高校生で約72％と、同様の調査が始まって以来、最大の割合となりました。また、成人してから近視を発症する人の割合も高まっており、いまやかつてないほど多くの人が視力低下の悩みを抱えているといえます。

視力矯正法としてはこれまでメガネやコンタクトレンズが一般的でしたが、近年では手術によって裸眼で過ごせるようになるレーシックなどの屈折矯正手術も人気を集めており、年々進化を続けています。

本書で紹介するＩＣＬ手術もそうした屈折矯正手術の一つです。ＩＣＬとは「眼内コンタクトレンズ」とも呼ばれ、目のなかに人工の専用レンズを挿入して、近視や乱視を矯正する視力矯正法の一つです。適応範囲が広く高精度の矯正が実現できるうえ、万一の場合には摘出して元の状態に戻せるという点は大きなメリットといえます。また、レーシック手術では改善が困難であった強度の近視や乱視もＩＣＬにより矯正することが可能です。そのため、メガネやコンタクトレンズを使う煩わしさや手入れの時間から解放されて、裸眼でアクティブに生活したいという要望に応える視力矯正法として、年々人気が高まっているのです。

本書は、ＩＣＬ認定医資格をもつ熟練のインストラクター5人による共著です。ＩＣＬを熟知した専門家たちの豊富な経験をベースに、ＩＣＬの基礎知識、手術に向いている人と向いていない人、手術を受ける医療機関の選び方、手術の流れ、術後に起こり得ることとその対処法などを分かりやすく解説しています。一人でも多くの人が理想とする視界を手に入れて生活の質を向上させるために、本書が役立てば幸いです。

目次

第3章 強度の近視や遠視、乱視を矯正できる！ ICL手術が向いている人・向いていない人

第4章

施設選びから術前検査、術後のケアまで知っておきたいＩＣＬ手術の流れ

第5章

気になるICL手術のリスク――術後に起こり得るトラブルとその対処法

第6章

視力の向上が日々の生活を一変させる 視力矯正手術のスタンダードとなるICLの未来像

第1章

メガネやコンタクトレンズを使わずに日常生活を送りたい――生活の質を低下させる近視や乱視の不快感

世界の「近視」人口　現状と予測

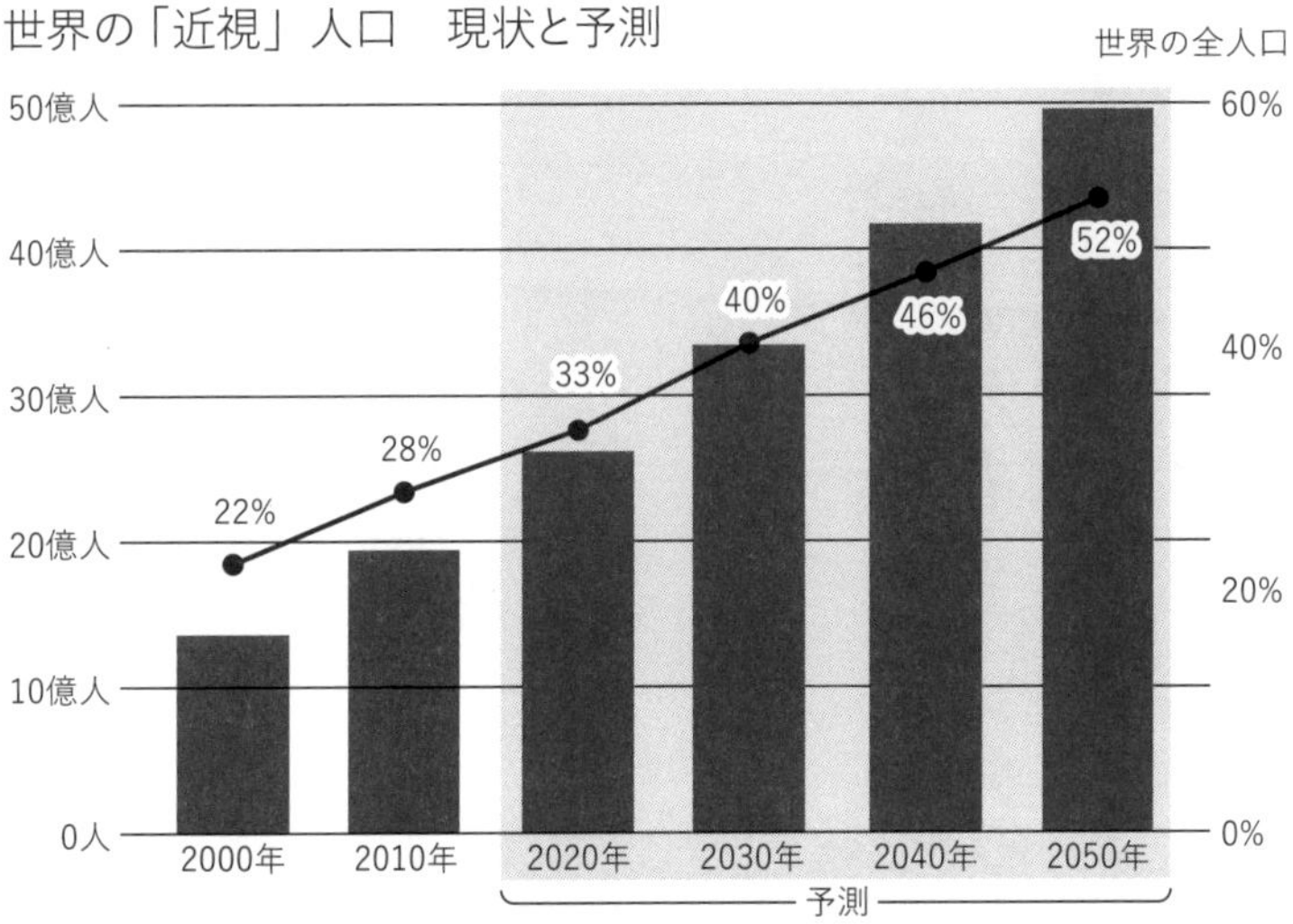

Holden et al. 2016 Ophthalmologyより作成

急増する近視人口

スマホやパソコン、タブレットなどのデジタルデバイスを使った生活が私たちの中で当たり前になっています。いまやデジタルデバイスは必要不可欠な存在になっていますが、それと引き換えに、私たちが大きな負担を強いている体の器官があります。それは「目」です。

オーストラリア・ブライアン・ホールデン・ビジョン研究所の試算では、２０１０年に約20億人だった世界の近視人口が、２０５０年には世界の人口の約半分に当たる50億人に達すると予測しています。また、そのうちの９億３８００万人は失明リスクのある強度近視になるとの推計も出ています。こうした世界的な近視人口の増加によって、近年では「近視パンデミック」という言葉も生まれ、ＷＨＯ（世界保健機関）も公衆衛生上の深刻な懸念として警鐘を鳴らしています。

近視にならないための予防は何よりも大切ですが、これほど多くの人が近視となっている今、視力矯正法の選択は、ＱＯＬ（生活の質）を左右する重要な問題となっています。

そもそも近視、乱視、遠視、老眼とは何か

近視・乱視・遠視のことを「屈折異常」といいます。それらの屈折異常、そして40代くらいから悩む人が増える老眼については、知っているようでいながら、詳しくは分からないという人も多いと思います。屈折異常について理解するためには、目の仕組みを理解することが重要となります。

目の仕組み

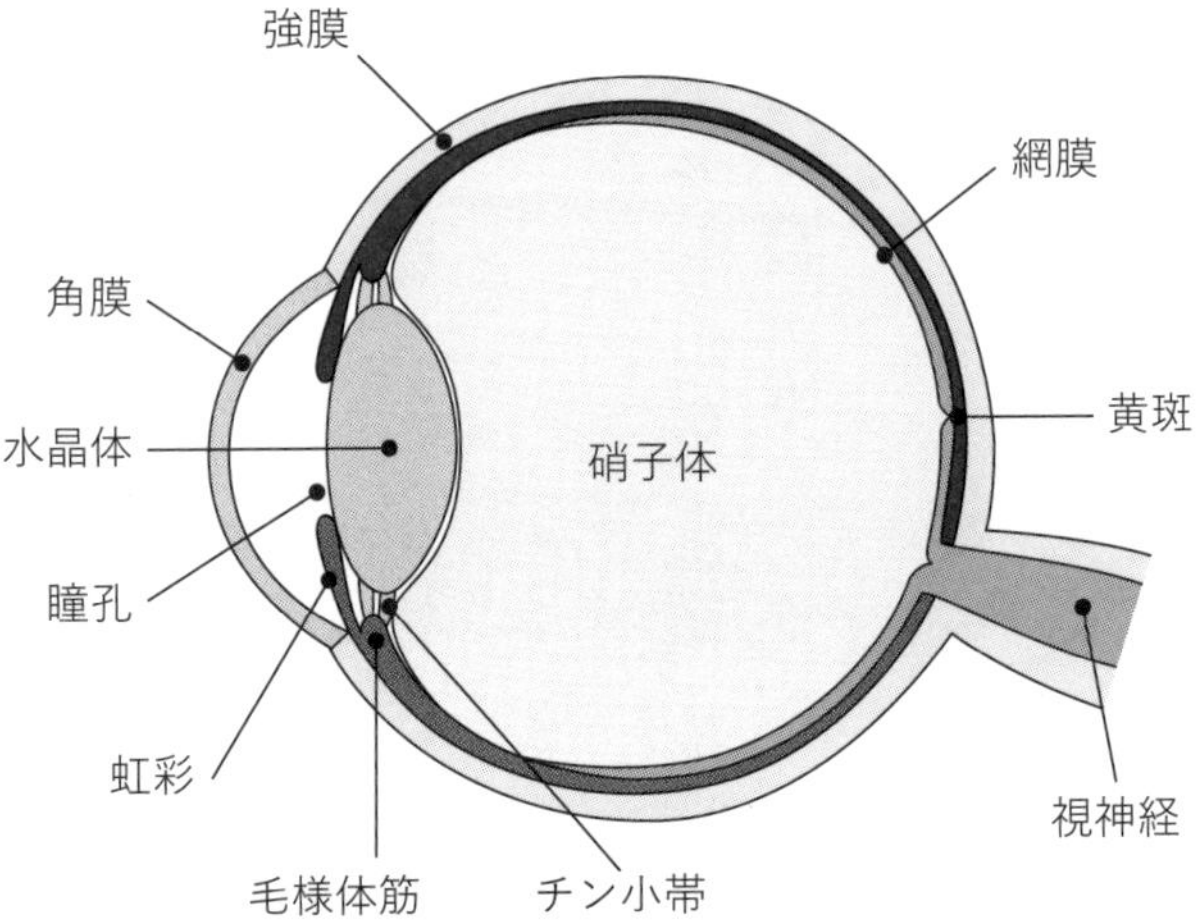

目は全体がほぼ球形であり、その仕組みはカメラに似ています。目のいちばん前、まぶたに触れる部分には、第一のレンズである角膜があります。角膜で集めて目に入った光は、第二のレンズである水晶体で屈折度が調整され、透明なゼリー状の硝子体を通って、目のいちばん奥にあるスクリーン役の網膜に像が結ばれます。網膜にピントが合うことで、ハッキリした像が映り、その情報が視神経を通じて脳に伝わります。こうして、私たちはものを見ることができるのです。

角膜と水晶体の間には、カメラでいう絞りの役をする虹彩（こうさい）という器官があります。虹彩の真ん中にあいている穴が瞳孔、一般に瞳と呼ばれる部分です。暗いときには瞳孔が大きくなり、明るいときには瞳孔が小さくなるように、虹彩が変化して目に入る光の量を調節しています。

水晶体は、見るものの距離に応じて厚みが変わる便利なレンズです。水晶体の周囲には毛様体筋というリング状の筋肉があり、毛様体筋と水晶体の間はチン小帯という糸のような繊維組織でつながっています。

毛様体筋が緊張すると、水晶体が厚くなって近くにピントが合い、毛様体筋が緩むと、水晶体が薄くなって遠くにピントが合う仕組みになっています。このように、毛様体筋が働いて水晶体の厚みを変え、ピント合わせをする力を「目の調節力」と呼びます。

これが基本的な目の仕組みですが、ここにさまざまな変化が起こることで、近視、遠視、乱視、老眼が起きてきます。

メガネやコンタクトレンズなどを使わない裸眼で、かつ目の調節力を使わない状態で、目の奥の網膜上に正しく像が結ばれることを正視といいます。正視の人は調節力を働かせることで、近くも遠くも裸眼ではっきり見ることができます。

それに対して裸眼、かつ調節力を働かせないでものを見たとき、網膜より前にピントが来たり、網膜より後ろにピントが来たりして、網膜に正しく像が結ばれない状態が屈折異常であり、その代表が近視です。

近視は、遠くのものを見るときに網膜より手前で像が結ばれてしまう状態です。近くを見るときは網膜にピントが合って裸眼でも見えるのですが、遠くを見るときは屈折が強過ぎて網膜の手前で焦点が合ってしまい、視界がぼやけてしまいます。

乱視は、縦、横、斜めなどの方向によって屈折率が異なり、ピントが1カ所に合わせられない屈折異常です。角膜や水晶体などのゆがみにより、ピントが複数箇所に合ってしまったり、1カ所も合わない状態になったりします。そのため、遠くでも近くでもものがブレて見えます。乱視には、角膜などが一定の規則性を持ってゆがんでいる正乱視と、不規則にゆがんでいる不正乱視とに大別されます。このうち、通常の方法で矯正できるのは正乱視です。

遠視は、裸眼かつ調節力を働かせないでものを見たとき、網膜より奥で像が結ばれてしまう状態です。近視とは逆に眼軸長が短いことによって起こります。遠視という名前から、遠くはよく見えるように誤解されがちですが、そうではなく、自然な状態では遠くも近くもハッキリ見えないのが遠視です。遠くより、近くのほうがさらに見えにくくぼやけます。

老眼は、加齢現象の一種として目の調節力が低下して起こるもので、早い人では40代から起こり始め、年齢とともに進んでいきます。医学的には老視とも呼ばれます。見るものまでの距離に応じて厚みを変えるレンズである水晶体は、加齢とともに弾力性が低下して硬くなっていきます。同時に、水晶体の厚みを変えている毛様体筋は、力が衰えていきます。こうした加齢現象のために、水晶体を厚くできなくなっていくのが老眼です。遠くを見るには毛様体筋が緊張する必要はなく、緩んでいてよいので、老眼になっても遠くは見えます。近くを見るには、毛様体筋が緊張して水晶体を厚くしなければならないので、その力が衰えた老眼の目では、近くが見づらくなるのです。

近視や乱視の不快感に多くの人が悩んでいる

近視をはじめとする屈折異常の矯正法として最も多くの人が利用しているのは、いうまでもなくメガネやコンタクトレンズです。しかし、メガネやコンタクトレンズを何の不満もなく快適に使っているという人は恐らくごく少数だと思います。例えばメガネなら、フレーム、特に鼻パッドの部分が皮膚に食い込み、痕がつくことがよくあります。女性にとっては痕がつくだけでなく、この部分のメイクが落ちるなどで気になるというのはよく聞かれる意見です。

また、長時間メガネをかけていると、鼻パッドだけでなく耳にかけるテンプル（つる）の部分に当たる皮膚や耳が痛み始めることがあります。皮膚の表面がむけてきたり、頭痛まで招いたりすることも少なくありません。

コロナ禍の真っただ中では、マスクの着用が必須となり、多くのメガネ使用者がマスクによってメガネが曇らないようにするために苦労していました。「マスクの上を少し折るとメガネが曇らない」、「マスクの端を少し広げると曇らない」などのアイデアが広まったこともありますが、これも顔の骨格などとの関係で有効な人とそうでない人で個人差がありました。また、メガネを曇らせるのはマスクだけではありません。ラーメンやうどんを食べても曇りますし、少し運動をしただけでも曇ります。汗をかくとメガネがずり落ちるうえ、顔の汗を拭こうとするたびにメガネをはずす必要があります。丸首のシャツなどは着替えるたびにメガネを外さなければなりません。

うっかり踏んだり、ぶつけたりしてメガネを破損した体験は多くの人にあると思います。破損の危険があるので、サッカーやラグビー、格闘技といったコンタクトスポーツに向いていないというのもメガネの不便なところです。

強度近視の人はメガネがないと生活できないので、朝起きたら枕元のメガネをかける人がほとんどだと思います。地震などの突発的な災害が多く発生している昨今、「突然の地震が来たとき、うまくメガネをかけられるだろうか」「メガネがないと逃げることもままならい」と不安に感じる人も多いようです。

一方、コンタクトレンズを使えば、メガネの煩わしさからは解放されます。コンタクトレンズの使用者はほとんどの場合メガネと併用していますが、少なくともコンタクトレンズを使っている間は、メガネが曇ったり、邪魔になったり、メガネで皮膚や頭が痛くなったりする不快感を味わわなくてすみます。もともとメガネで顔のイメージが変わるのが嫌だという人も、コンタクトレンズなら人に気づかれずに使えます。メイクをするときにもコンタクトレンズを装着していれば、よく見える目でできますし、鼻パッドでメイクが落ちる心配もしなくてすみます。

ところが、コンタクトレンズにはコンタクトレンズの不便さや不快さがあります。最も多くの人が感じているのは、目のゴロゴロ感などの不快感だと思います。コンタクトレンズは、多くの場合にドライアイを起こしたり、悪化させたりします。特に、多くの人が使っているソフトコンタクトレンズは、親水性の素材である分、目のなかの涙を吸収し、かつ涙の流れを滞らせるのでドライアイを招きやすいのです。

目のゴロゴロ感はコンタクトレンズそのものによっても起こりますが、ドライアイの症状としても見られます。コンタクトレンズによるドライアイがひどくなると、ほかにも目の乾燥感、かゆみ、まぶしさ、ヒリヒリ感、痛みなどが起きてきます。

また、コンタクトレンズはメガネよりもスポーツに適しているものの、ずれたり外れたりすることが少なくありません。メガネのように破損する危険性はなくとも、スポーツなどで体を動かす際に不安が伴うのは同じです。

さらにワンデイのソフトコンタクトレンズ以外では、毎日の手入れも大変です。消毒を怠ると目の感染症を起こす危険性もあるので、きちんと洗って保存液につけておかなければなりません。こうした作業も日々の一環になっていくとはいえ、忙しいときなどには負担になってきます。

このようにメガネやコンタクトレンズによる屈折矯正法では、数々の不快感や不便がどうしても生じてしまいます。近視や乱視などの屈折異常をもつ人にとって、裸眼で快適な生活を送りたいという想いは共通の願いなのです。

第2章

高い矯正精度と長期の安定視力を実現！
裸眼で「見える」が手に入るICLの基礎知識

爆発的にヒットしたレーシックはなぜ激減したのか

メガネやコンタクトレンズを使わずに屈折矯正をしたいという人のニーズに応えるものとして登場したのが、手術によってそれらの矯正具が不要になる「屈折矯正手術」です。屈折矯正手術にもいくつかの種類がありますが、1998年頃に登場して広まり始め、大ブームになったのがレーシック手術です。レーシック手術は、エキシマレーザーを当てることで角膜のカーブを変化させ、屈折率を調整して近視、乱視、遠視を矯正する方法です。エキシマレーザーとは、希ガスやハロゲンなどの混合ガスを用いてレーザー光を発生させる装置をいいます。

レーシック手術自体は15分ほどで終わります。短時間で受けられる手術で屈折矯正ができ、メガネやコンタクトレンズが不要になるということで近視や遠視、乱視の人から見れば待ち望んでいた屈折矯正法でした。メディアにも「メガネが不要になる夢の手術」などと広く取り上げられて人気が高まり、手術件数は年々増加しました。それに伴って眼科だけでなく美容外科も参入し、数多くのレーシック専門施設が作られたのです。

すると施設間で料金の引き下げ競争が起こり、低料金で採算を取るために、安全面を軽視

レーシック症例数の推移

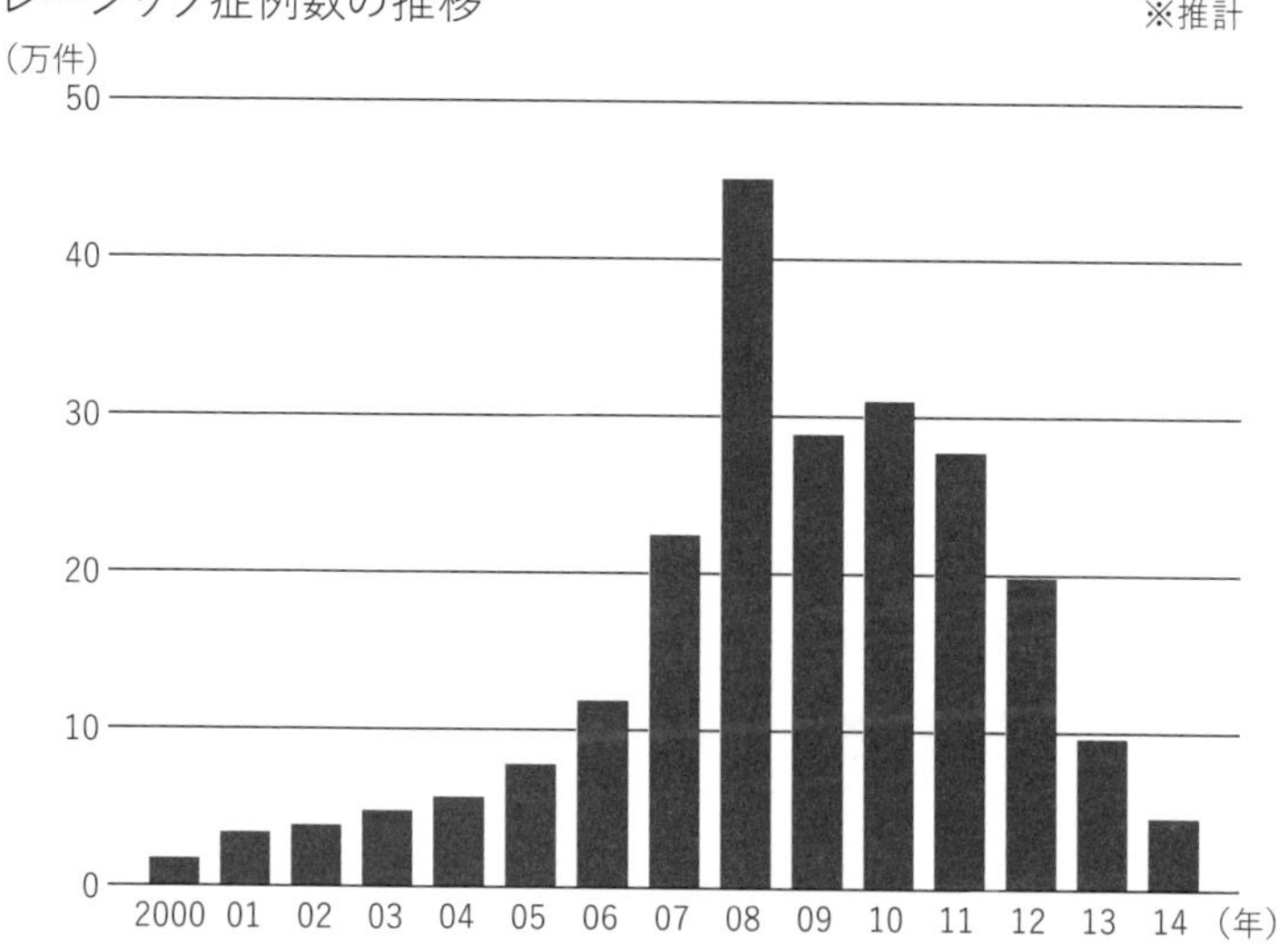

出典：西日本新聞

する施設や、患者への説明を省いてメリットだけを強調する施設などが出てきました。

大ブームとなったレーシックは、２００８年のピーク時には手術件数が年間約45万件に達しましたが、ちょうどこの頃に悲劇的な出来事が起こりました。２００８〜２００９年に、東京のある眼科でレーシック手術に伴う集団感染事件が起こったのです。角膜炎などの重大な症状を起こした患者も多く、当時はかなり報道されました。

レーシックは決して危険なものではなく、有効性と安全性を認めた研究論文は世界で多数出されています。その眼科の事件はレーシックそのものの問題によって起きたのではなく、医療現場で必ず行うべき殺菌・消毒をはじめとする衛生管理を怠っていたために起きたものです。後日判明したところでは、手術に用いる器具の交換式の刃を交換せずに何度も使ったり、手術器具を消毒しないで使ったり、手袋をしないで素手で手術をしたりと、医療機関としてはあり得ないレベルの杜撰《ずさん》さだったことが分かっています。衛生管理を怠ったことが感染を招いたのであり、この事件がレーシック自体の危険性を表しているわけではありません。

しかし、その後消費者庁から「レーシック手術に関する注意喚起」が出されたこともあって、「レーシック手術は危険、副作用が多い」というイメージが定着してしまいました。この事件が大きなきっかけとなって、レーシックのブームは一気に去り、約45万件に上っていた年間の手術件数は、急激に減りました。２０１４年には最盛期の９分の１の約５万件にまで落ち込み、現在もほぼそのまま推移しているようです。

せっかく広まった屈折矯正手術が、こんな事件で激減したのはたいへん残念なことですが、眼科全体としての反省点もありました。よい治療法を広めようとするならば、むしろ急激な人気の高まりには注意して、医師の姿勢や医療施設のあり方を正しく管理できるシステムが必要だったのではないかという反省です。現在では件数は激減したものの、衛生管理などに十分配慮した状態でレーシック手術が行われています。

レーシックが激減した直接的な原因は、ブームの過熱を背景とする一部の医療機関の杜撰な行為でしたが、それに伴う誤解とは別に、レーシックそのものにもいくつかのデメリットがあります。例えば、レーシックは角膜を削る方法なので、一度行うと元の状態には復元できません。また、ドライアイが起こりやすい、何年か経つと近視が戻ることがあるなど完全な屈折矯正手術とはいえない点があるのです。

そのため、こうしたデメリットをカバーできる屈折矯正法が待ち望まれていました。そこに登場したのが、ＩＣＬ（眼内コンタクトレンズ）です。

新時代の屈折矯正法ＩＣＬとは

近視の人にとってなじみがある「コンタクトレンズ」ですが、メガネからは解放される半面、手入れが面倒だったり、不快感に悩まされたりと特有の不便さがあります。

もしそんなコンタクトレンズを目の中に安全に入れ込んでしまえたら？　そして、日々の手入れが不要になり不快感もまったくなかったら？

近視の人にとっての長年の夢ともいえる、そんな願いを現実化したのが「眼内コンタクトレンズ」です。眼内コンタクトレンズとは、名前のとおり目の中に挿入できる小さなレンズのことで、一般に「ＩＣＬ」と呼ばれます。ＩＣＬを目の中に入れれば、メガネが不要になるのはもちろんのこと、日々、コンタクトレンズを入れたり外したりし、異物感やドライアイに悩まされるといったことから解放され、目を開ければいつでもよく見えるようになるのです。ＩＣＬはまさに新時代の屈折矯正法といえます。最近では、芸能人や有名人、インフルエンサーのなかにも、ＩＣＬを受けたことを公表する人がふえ、急速に注目を集めています。

ＩＣＬは、もともとは代表的な眼内コンタクトレンズの商品名の頭文字ですが、現在では、ほぼ「眼内コンタクトレンズ」そのものの略称として定着しています。その背景には現在の日本で、厚生労働省による認可を受けている眼内コンタクトレンズはＩＣＬのみだという事情もあります（２０２４年4月現在）。そこで本書でも、特に断りがない限り眼内コンタクトレンズの総称としてＩＣＬという言葉を使っていくことにします。

ＩＣＬはごく短時間でできる手術によって目の中に挿入します。文脈によっては、そのレンズを挿入する手術のことを「ＩＣＬ」と呼ぶ場合もあります。ＩＣＬ自体はレーシックと同じ「屈折矯正手術」の一種と位置づけられています。ただし、手術といっても、目の中にレンズを挿入する方法なので、挿入時に入り口をわずかに切る以外、目の組織を大きく切ることはありません。

なお、眼内コンタクトレンズのことを、より正式な医学用語では「有水晶体眼内レンズ（英語ではフェイキックＩＯＬ）」といいます。「有水晶体」とは、目の中にあってレンズ役をしている水晶体が「ある」状態で、つまり水晶体を残したまま使うレンズだということを意味しています。

多くの人が60歳代以降に受ける白内障手術では、加齢現象の一種として濁ってしまった水晶体を取り除き代わりに眼内レンズを挿入します。この場合は、元来の水晶体が「ない」状態で眼内レンズを入れますが、ＩＣＬの場合は水晶体を残したまま、その上にレンズを挿入するので、区別する意味で「有水晶体」とつけているわけです。

実は長い歴史を持っているＩＣＬ

新時代の屈折矯正法といいましたが、実はＩＣＬの歴史は意外と古いです。「屈折矯正手術」といえば、レーシックを思い浮かべる人も多いと思いますが、そのレーシックよりも、実はＩＣＬのほうが長い歴史を持っています。

最初のＩＣＬは１９８６年に、ロシアの医師によって開発されたといわれています。その医師とアメリカのスター・サージカル社が共同開発したバージョン１のＩＣＬが、１９９３年に登場し、１９９７年にはヨーロッパで承認されました。もちろんレンズの質や形態は、当時と今とでは大きく違います。ＩＣＬは、開発されてから現在までの間に、どんどんブラッシュアップされてきました。問題点や不具合を改良しながら、バージョンアップをくり返し現在はバージョン5になっています。

「目の中にレンズを入れる」と聞けば、普通、誰でも疑問や不安を抱くと思います。実際に、40年近くの歴史の中でいくつかの問題が起きてきました。そのたびに改善をくり返し、問題点を克服してできたのが現在のＩＣＬです。

日本では２００３年からＩＣＬの治験を開始し、２０１０年に厚生労働省の承認を得ました。２０１１年には乱視用のＩＣＬも承認されるなど、日本国内でも、治験開始から数えると、ＩＣＬにはすでに20年の歴史があるのです。

レンズの真ん中に穴をあけるという画期的な発明

長い歴史がありながら、なぜ以前はそれほど話題にならず、最近になって注目を集めているのか不思議に思う人もいると思います。その理由には、「改善をくり返し、問題点を克服」ということが深く関わっています。バージョン４の途中まで、ＩＣＬの一つの課題とされていたのが、房水と呼ばれる目の中の水の流れを妨げる場合があることでした。房水の流れが妨げられると、眼圧が上がるという問題が生じます。それを防ぐために、以前のＩＣＬ手術では、房水の流れ道を作る処置も併せて行っていました。目の中で光の量を調節している「虹彩」という器官をわずかに切開して、房水の流れ道を作っていたのです。

しかし、ＩＣＬの中心部に小さな穴をあけた「ホールＩＣＬ」が登場し、この問題が一気に解決しました。その穴を房水が通るので、房水の流れが滞らなくなり、眼圧上昇の危険性がほとんどなくなったのです。当然、虹彩を切る必要もなくなりました。

ちょっと考えると、レンズの真ん中に穴があいていたら、見え方に

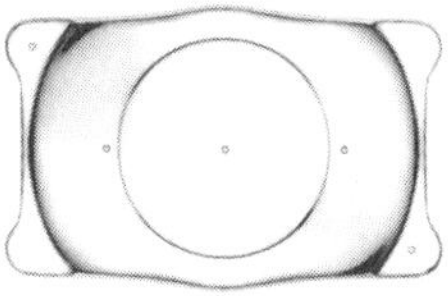
ホールICL

支障をきたしそうに思えます。しかし、穴の大きさや角度を綿密に研究することで、視界には何の影響も及ぼさず、かつ房水の流れをよくして眼圧を上昇させないレンズが生まれたのです。この画期的な発明をしたのは日本の眼科医です。

日本発のホールＩＣＬは、２００７年に完成しましたが、先にヨーロッパで承認され、逆輸入のような形で日本に入ってきました。穴をあけることで安全性が飛躍的に高まった結果、ＩＣＬは加速度的に普及し始めたのです。

現在では、ＩＣＬといえばホールＩＣＬを指すのが当たり前というくらい、世界中で普及しています。そしてＩＣＬは現在、世界の80ヵ国以上で承認を受けています。

目のどこに、どんなレンズを入れるのか

目のいちばん前面にある角膜は、目の第一のレンズとして、いわゆる「黒目」の部分を覆っている硬い膜です。目は角膜で大きく光を集めたあと、第二のレンズである水晶体でピントを合わせる仕組みになっています。水晶体の周囲には、毛様体筋という筋肉があり、これが緊張したりゆるんだりすることで、水晶体の厚みが変わる仕組みになっています。

ICLを入れる位置

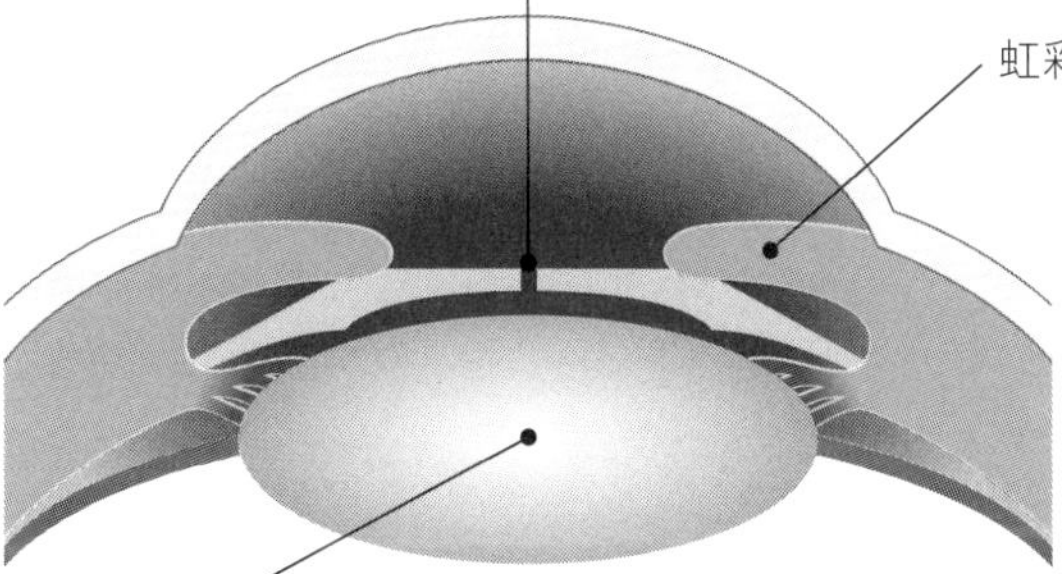

角膜と水晶体の間には、目に入る光の量を調節する虹彩がありますが、虹彩の中央には穴が開いており、この穴が瞳（瞳孔）です。まさにカメラの絞りのように、周囲が暗ければ瞳孔が大きく、明るければ瞳孔が小さくなるように虹彩が変化し、光量を調節しています。また、角膜と水晶体に囲まれたスペースには房水が満たされています。このスペースのうち虹彩より前の部分を「前房」、虹彩より後ろを「後房」と呼びます。

現在、ほとんどのＩＣＬは後房に入れるタイプで、水晶体と虹彩の間に挿入します。ＩＣＬの歴史のなかでは、虹彩の前に入れる「前房型」と呼ばれるタイプが盛んに使われたこともありましたが、手術の侵襲が大きいばかりでなく、外れやすいなどの問題があって使われなくなり、現在では大部分が「後房型」になっています。

現在の主流である後房型のＩＣＬは、瞳孔から挿入して虹彩と水晶体の間に入れ、レンズについている足のような支持部を、毛様溝というところに差し込んで安定させます。毛様溝とは、水晶体の周囲にある毛様体筋にある溝のような部分です。

ＩＣＬはソフトコンタクトのような柔らかい素材でできています。水を含ませると柔らかくなるＨＥＭＡ（ハイドロキシエチルメタクリレート）というプラスチックの一種に、コラーゲンを合わせて作られた「コラマー」という素材です。

この素材の特長は、「生体適合性が高い」ということです。生体適合性とはその素材を生体内に使用した場合に、「生体になじんで、害を与えない性質」をいいます。そのため、「生体適合性が高い」とは、体にやさしくなじんで、炎症や癒着、異物反応などを起こさず、安全に使えることを意味します。透明性も高い素材で紫外線カット機能も備わっています。

経年劣化しないというのも、この素材の特長です。そのためいったん挿入すれば、たとえ高齢になって白内障手術を受けるなど、何かの事情で取り出す必要が生じない限り、ずっと入れっぱなしで問題ありません。

基本的に、健康な目の中は無菌ですので、いったんＩＣＬを入れてしまえば、あとは目に守られている形になって、外傷などよほどのことがない限りＩＣＬはずっときれいなまま保たれます。つまり、ＩＣＬは、「メンテナンス不要の永久コンタクトレンズ」といえます。

ちなみに、もともと商品名として使われていたＩＣＬは、「挿入できるコラマーレンズ（Implantable Collamer Lens）」の略でした。現在、一般名称としては、「挿入できるコンタクトレンズ（Implantable Contact Lens）」の略として使われることが多くなっています。

ＩＣＬとほかの屈折矯正法はどう違うのか

メガネもコンタクトレンズも、また、屈折矯正手術の一種であるレーシックも、光学的な意味でやっていることは同じです。光学とは光の現象・性質を研究する物理学の一分野で、特に眼科におけるそれを「眼光学」といいます。

近視の人の目では、本来は目の中のスクリーンである網膜にきちんとピントが合うべきところ、それより手前でピントが合ってしまいます。そこで、何らかの形で光の通り道に凹レンズを置いて、ピントが少し遠くに合うようにし、網膜に合わせるのが近視の矯正法です。

その凹レンズをメガネでは目の前方に置き、コンタクトレンズでは角膜の上に乗せます。

レーシックでは角膜そのものを削って凹レンズの役割を果たすようにします。そしてICLでは目の内部に凹レンズを入れるわけです。大きな意味での原理は同じですが、凹レンズを置く部位や方法によっていろいろな違いが出てくるため、ICLとほかの屈折矯正法の違いを理解することは重要です。

●ICLとメガネの違い

メガネのデメリットは、曇ったり、汗ですべったりといった日常生活のなかでのことにとどまりません。強度の近視や遠視の人では、メガネを通して見る画像が、実際より縮小・拡大して見えたり、ゆがんで見えたりします。軽ければ気にならない程度ですが度が強くなると縮小・拡大率やゆがみが大きくなって支障をきたします。また、左右の目の度数に大きな差がある場合は、それぞれの目はきちんと矯正できても、両目で見たときに縮小率の差が出るために、常にものの輪郭が2つ見えるという現象も起こります。そのため、強度の近視・遠視の場合や、左右の度数に大きな差がある場合には、メガネでの完全な矯正は難しく、支障が出ない範囲で矯正することになります。乱視の場合も同じで、強い乱視ではメガネで完全に矯正しようとすると逆にゆがみが出てくるので、それが出ない範囲で矯正するしかありません。

ＩＣＬの場合、メガネのような日常的なわずらわしさが、一切ないのはいうまでもありませんが、そのうえ強度の屈折異常でも対応できます。屈折矯正に伴う縮小・拡大現象は、目からレンズまでの距離が近ければ近いほど少なくなります。水晶体のすぐ前に挿入するＩＣＬは、現在ある屈折矯正法のうち、目の最も近くに入れるレンズです。そのため、強度の近視・遠視・乱視を矯正しても、縮小・拡大やゆがみなどの不都合が起こりにくい矯正方法なのです。

●ＩＣＬとコンタクトレンズの違い

コンタクトレンズの代表的なデメリットは、「ゴロゴロ感などの異物感が起こる」「ドライアイになる」「目が疲れる」などです。特に、長時間装着しているほど、これらの症状が起こりやすくなります。角膜は神経が多く走っている部分なので、そこにレンズを乗せることで、こうした症状が起こるのです。もともと重度のドライアイやアレルギー性結膜炎などがある人は、コンタクトレンズを使うことができません。また、適切な手入れを怠ることで角膜上皮障害や角膜炎を起こしたり、長年のコンタクトレンズ装用によって、目が酸素不足に陥って角膜内皮障害を起こしたりするケースもあります。

ＩＣＬは異物感やドライアイを起こすことなく、また角膜に負担をかけることもありません。ドライアイやアレルギー性結膜炎のためにコンタクトレンズを使えない人でも、ＩＣＬは問題なく使うことができます。このほか、コンタクトレンズは角膜の表面に乗せるので、まばたきによって見え方が不安定になる場合がありますが、ＩＣＬは目の中に入れ込むレンズなので、まばたきによる影響は受けません。

●ＩＣＬとレーシックの違い

同じ屈折矯正手術ですが、ＩＣＬとレーシックはさまざまな点で違いがあります。大きな違いの一つは、リバウンドがあるかどうかです。レーシックは角膜を削って光の屈折を変えるのですが、角膜は体の組織であるため何年かのうちに少し元に戻ってきて、近視などの屈折異常がリバウンドすることが少なくありません。近視の度数が強いほど、こうしたリバウンドが起こりやすいことが分かっています。また、レーシックを行うと、ドライアイが起きたり、悪化したりしやすいことも知られています。これは角膜に三叉神経という神経が走っていて、レーシック手術ではそれを切ることになるからです。三叉神経は、目が乾いたら、それを察知して涙を出す指令を下す役目をしています。それが一部とはいえ切られるために、ドライアイが発症・悪化しやすくなるのです。

ほかに、角膜の厚みが少ない場合や強度近視の人などには、レーシックは行えません。そ

レーシックとICLの違い

	レーシック	ICL手術
角膜への影響	有（削る）	無（削らない）
見え方の質（コントラスト感度）	○	◎
強度近視・乱視への対応	△	◎
元に戻せるか	戻せない	取り出して元に戻せる
ドライアイになる可能性	高い	ほとんどない
将来の白内障手術への影響	有	ほとんどない
治療の歴史	1990年〜	1980年代〜（レーシックより歴史が長い）
紫外線カット	無	有（UVカットレンズ）
費用	両眼：20万〜40万円	両眼：60万〜80万円

れらの場合に無理に行って角膜が薄くなり過ぎると、「角膜拡張症」というレーシック特有の合併症が起こるリスクも生じるので要注意です。角膜拡張症とは、角膜の一部が薄くなって突出するもので、そうなるとメガネなどを使っても視力が出なくなってきます。同じような症状を起こす円錐角膜という病気がありますが、それがレーシック手術後に起こった場合には、一般に角膜拡張症と呼ばれます。

ＩＣＬには、レーシックに見られるリバウンド、ドライアイの発症や助長、角膜拡張症などのリスクはなく、強度の近視や乱視にも対応できます。角膜の厚みが十分にあって、軽い近視や乱視の人なら、レーシックも選択肢になりますが、角膜が薄い人や強度の近視や乱視の人が屈折矯正手術を受けるならＩＣＬが第一選択になると考えられます。

そのほか、基本的な違いとして、「目の状態を元に戻せるかどうか」ということがあります。レーシックは角膜を削る方法なので一度行うと元に戻せません。リバウンドについて述べるなかで「戻る」といいましたが、完全に角膜が元の状態に復元することはないのです。それに対してＩＣＬの場合は、万が一、その必要性が生じたら、レンズを取り出しさえすれば基本的には元の状態に戻すことができます。

ＩＣＬには多くのメリットがある

そのほかＩＣＬは、ほかの屈折矯正法と比べても高い矯正精度が得られます。単に近視や乱視が矯正できるだけでなく、非常にシャープに、はっきりものが見えるようになるのです。

これにはおもに2つ理由があり、1つはＩＣＬがほかのどの屈折矯正法よりも、網膜に近い場所に入れるレンズだということです。目に入った光が水晶体というレンズで集約され

ICLとレーシックの位置の違い

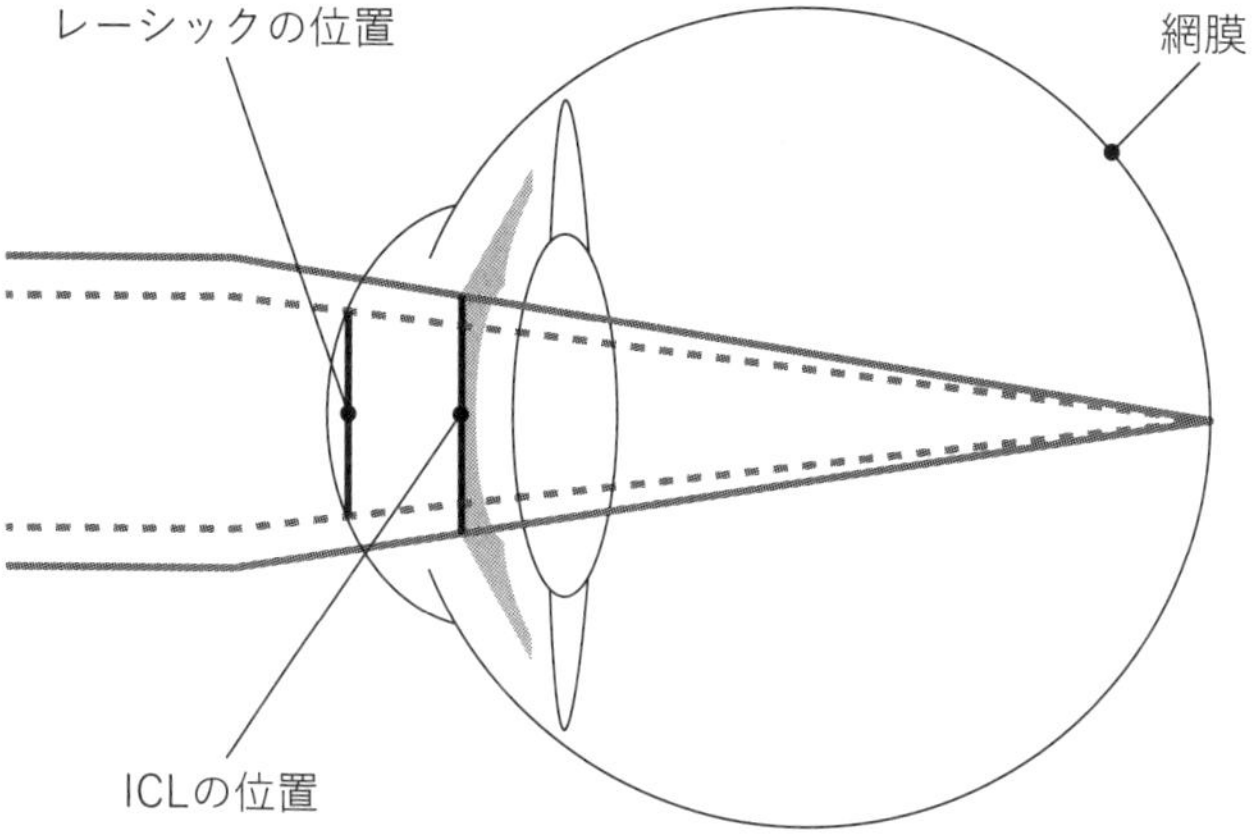

て、網膜に像を結ぶことで、私たちはものを見ています。光は網膜に向けて集約されるので、その経路のうち網膜に近いほどより小さいレンズで高い性能が出せます。逆にいうと、物理的に同じサイズのレンズであれば、光学的な意味での口径は網膜に近いほど大きくなります。その分、性能が高くなるわけです。ＩＣＬはほかの屈折矯正法よりも網膜に近いのでそれだけ高い矯正精度を得やすいのです。仮に光学的にＩＣＬと同じ性能のレンズをレーシックで実現しようとすると、目の角膜上では作れない大きさになるので不可能です。

カメラに例えるなら、ほかの屈折矯正法がレンズの小さなスマホのカメラだとすると、ＩＣＬは大きなレンズの一眼レフのカメラのようなものです。はるかにシャープな画像が得られるのは当然ともいえます。

２つ目の理由としては、レンズの製造段階でしっかり狙いどおりのものができるということがあげられます。レーシックでは、レーザーで削る際の入力は０・０１ジオプターという単位で行います。ジオプターとは、レンズの屈折度を示す単位です。英名（Diopter）の頭文字をとって「Ｄ」とも表記されます。本来、レンズの屈折度の単位ですが、近視や遠視自体の程度を意味する単位としても使われます。

レーシックは、角膜を削る技術なので、０・０１ジオプターという非常に細かい単位で設定できるのです。一方、ＩＣＬの製造は、０・５ジオプター単位で行われています。少し考えると、０・０１ジオプター単位で設定できる矯正法のほうが、はるかに高い精度で狙いどおりのものが作れるように思えます。しかし、レーシックは角膜という人体の組織を削る技術であるため、さまざまな条件によって誤差が出ます。

角膜は硬めの人もいれば柔らかめの人もいて、含まれる水分量もさまざまです。一般的には、加齢とともに角膜の水分量は減って硬くなっていくので、若い人の角膜ほどみずみずしく柔らかい傾向があります。

そのような個人差があるうえ、その日の湿度や温度によっても、レーザーによる角膜の削られ方が変わってきます。できるだけ温度・湿度を一定に保った部屋で施術を行いますが、それでも環境の影響を完全に取り除くことはできません。おおよその傾向や、過去の経験則を加味しながら入力しても、ピタリと狙いどおりの度数を出すのはなかなか難しいのです。

その点ＩＣＬはレンズという物質ですから、製造過程で入力すれば、それが確実にレンズに反映されます。レーシックに比べると０・５ジオプター単位で、一見、大雑把なようですが、実は物質であるＩＣＬのほうが狙いどおりの度数を実現でき、高い矯正精度が得られるのです。

また、微妙な濃淡や色彩の違いを見分ける力、いわば見え方の質のことを「コントラスト感度」といいます。コントラスト感度についても、ＩＣＬは高いことが分かっています。「視界が非常にシャープになり、まるで目が生まれ変わったようだ」という感想は、ＩＣＬ手術を受けた人の多くから聞かれます。

さらに異物感がなく裸眼感覚で過ごせるというのもＩＣＬのメリットです。ＩＣＬの手術を受けると、その直後はどうしてもゴロゴロ感などの異物感があります。わずかな切開とはいえ目の組織の一部を切ってレンズを挿入するので、その傷が異物感を感じさせるのです。しかし、傷による異物感ですから何日かすればまったくなくなります。傷が治って、表面がツルッとした元の状態に戻れば、異物感はなく屈折異常がない人と同じように裸眼感覚で過ごせます。つまり、コンタクトレンズのような異物感がまったくない状態で、コンタクトレンズを入れたときよりもよく見えるという状態になります。

レーシックとの比較では「角膜の厚さは問わない」というのも一つの利点です。角膜を削る屈折矯正手術であるレーシックは、角膜に一定以上の厚みがないと受けることができません。ICLの場合は、角膜の厚みを問いませんので、角膜が薄くてレーシックが受けられない人でも受けることができます。

このほか、ICLは対応できる度数の幅がかなり広くなっています。日本眼科学会が定めた屈折矯正手術のガイドラインでは、ICLの屈折矯正量は、「6ジオプター以上の近視とし、3ジオプター以上6ジオプター未満の中等度近視や、15ジオプターを超える強度近視には慎重に対応」とされています。レーシックは10ジオプターまでが対象とされているので、ICLのほうが広い範囲で対応できます。実際には、6ジオプター未満や15ジオプター以上の場合、「慎重対応」とされていますが、信頼できる医療機関でよく相談して受ける限り、非常に広い範囲の度数に関して安心して受けられる屈折矯正手術といえます。

ICLのデメリットや注意点

一方で、ICLにはデメリットや注意点もあります。最も大きなデメリットは「前房深度が浅い人は入れられない」ということです。前房が浅い人は、房水の出口である隅角が狭くなりやすいというリスクを、もともと持っています。その状態でもしICLを挿入すると、大きく２つの危険性が出てきます。

１つは、房水が滞ることによる眼圧上昇が起こり得ることです。これが続くと、眼圧が高いことで視神経が傷つき、見える範囲（視野）が狭くなる緑内障を起こすことになります。もう１つは、水晶体周辺の房水循環が悪くなり、その刺激によって水晶体が白濁する白内障が起こり得ることです。ICLのサイズが大きめの場合は、房水の出口が塞がれて眼圧上昇やそれによる緑内障を起こす危険性が大きくなります。ICLのサイズが小さめの場合は、水晶体に近くなりすぎ、水晶体周辺の房水循環が悪くなって白内障の危険性が大きくなります。

これらの危険性は、前房深度が浅くない人でもゼロではありませんが、ホールICLが登場してからは、非常にまれになっています。しかし、前房が浅い人では、もともと房水の流れが滞りやすいというリスクがあるため、ホールＩＣＬであっても、眼圧上昇や緑内障、白内障を起こす危険性が大きくなるのです。前房深度が浅いとＩＣＬを挿入するスペースが狭く、適切なサイズのレンズを入れることが難しくなります。そのため、前房深度が２・８㎜未満の人は、ＩＣＬの適応外とされています。ただしこれに該当する人は、近視の人のなかにはそれほど多くはありません。一般的に近視の人は前房が深い傾向があるからです。しかし、近視の人にも前房が浅い人はいますので、きちんと検査を受けて、自分の前房がどのくらいであるかを確認することが重要です。

前房深度は、それを正確に測れる検査機が備わっている眼科で調べてもらう必要があります。その検査機を「前眼部ＯＣＴ」といいます。目の前のほう、水晶体より前を前眼部といいますが、前眼部ＯＣＴはその断層画像が得られる検査機です。現在は、高性能な前眼部ＯＣＴが開発され、これで調べれば前房深度はすぐに分かります。それだけではなく、度数や最適な眼内レンズの選出、乱視の検出など、さまざまなことができる検査機です。

前眼部ＯＣＴを置いている眼科は、眼科全体ではそれほど多くありませんが、ＩＣＬ手術の経験豊富な眼科であればほぼ確実に置いているはずです。ＩＣＬ手術を希望するのであれば、そういう眼科で受診し前房深度を調べてもらうことが大切です。

房水の流れ

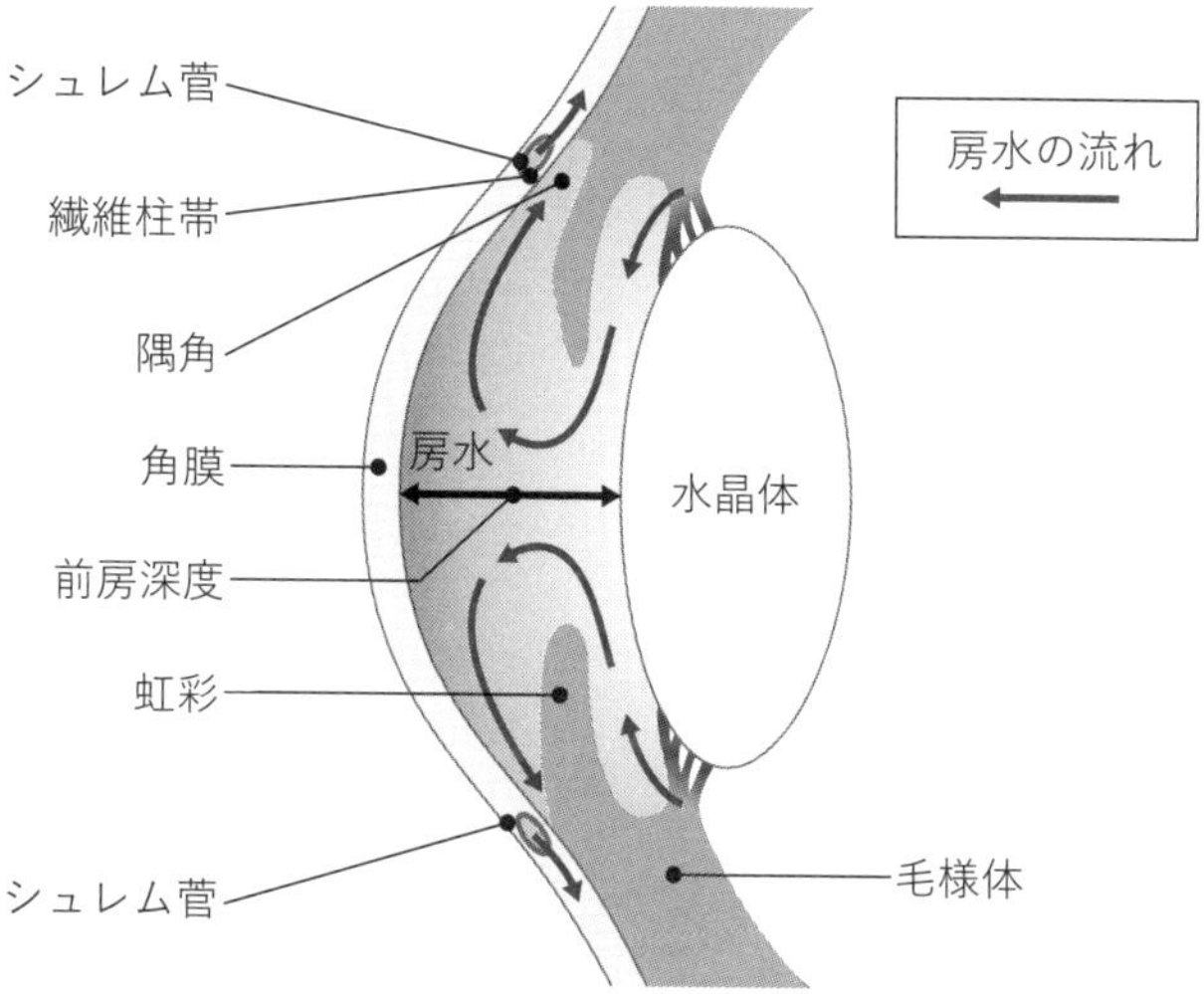

一方、ＩＣＬの現実的なデメリットの一つとして挙げられるのが、費用が高いということです。ＩＣＬの場合レンズそのものが高額なことがその第一の理由です。例えば、同じ屈折矯正手術でもレーシックの場合は、施術するためのレーザーの機械そのものは高額ですが、角膜を削るという方法なので患者一人ひとりについて必要となる実費は発生しません。ＩＣＬの場合、必ず１人の患者に、両眼で２個のレンズが必要になります。さらに室内の微粒子などを一定の規準以下にしたクリーンルームで施術することが必須であるため、そこにも費用がかかります。

その結果、医療機関によって差はあり

ますが、おおむね費用は両眼で60万～80万円という場合が多いようです。医療機関によって事前検査や術後のフォローなどが含まれている場合とそうでない場合があり、乱視の場合はさらにレンズ代が高くなることが多いので、事前に詳しく聞くことが大切です。

屈折矯正法は、小児弱視など一部の特例を除いて、医療保険は使えないので、どの方法を選んでも一定の費用がかかります。ＩＣＬの費用は、例えばレーシックと比べるとおよそ倍になります。しかし、レーシックはリバウンドがあり、ＩＣＬにはないことも考慮する必要があります。また、使い捨てのコンタクトレンズと比べた試算では、使い捨てのコンタクトレンズを14年間使うとＩＣＬと同額になり、15年を超えるとＩＣＬのほうが安くなるという結果が出ています。試算によっては、損益分岐点を10年とするものもあります。これらを参考にしつつ、日々のケアが不要になり、不快感がなくなることなども考え合わせて検討することが大切です。

さらに、ＩＣＬには、まれにレンズの交換が必要になるというデメリットもあります。通常、ＩＣＬは事前に詳しい検査をして、慎重に度数やサイズを決定してから施術します。しかし、それでもまれには度数やサイズのずれがあって、レンズの交換が必要になることがあります。その場合にも、レンズを取り出せるのはＩＣＬのメリットとはいえ、再手術となれば、目や体への負担になります。できるだけ避けたい事態ですが、やむを得ずそうなる場合

ICLの手術費とコンタクトレンズを使い続けた場合の費用比較

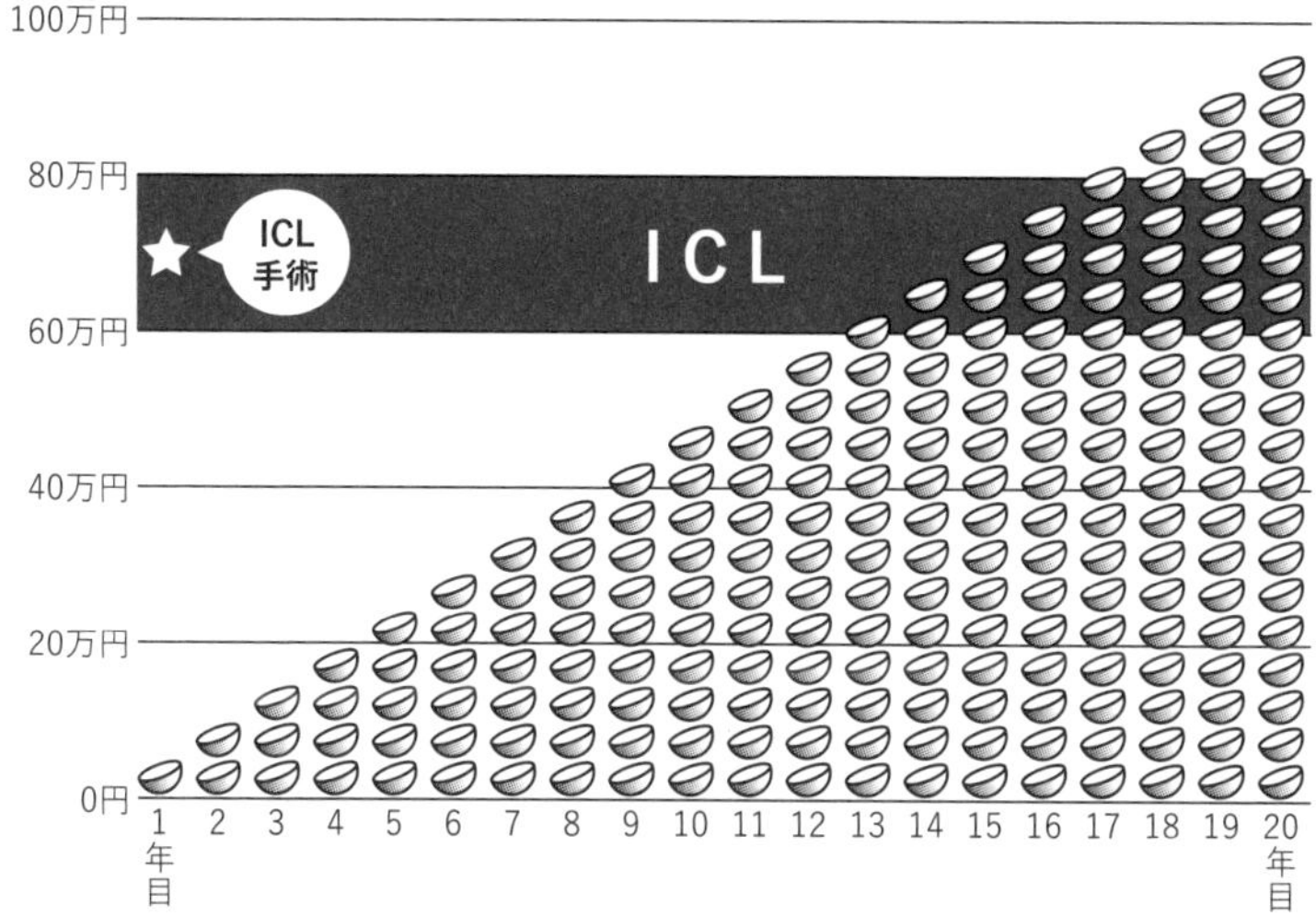

もあることを知っておくことが大事です。

　もう一点知っておくべき点として、挿入後のＩＣＬが回転することがあることが挙げられます。ＩＣＬは、虹彩と水晶体の間に挿入し、毛様溝という溝になった部分に支持部を差し込んで固定しますので通常はそれで安定します。しかし、時にレンズが目の中で回る場合があるのです。近視用のレンズであれば、回っても問題はありません。問題は乱視の場合です。乱視のうち矯正できる正乱視は縦軸と横軸で違う屈折率になっています。そのため、回って角度が変わってしまうと、かえって乱視がひどくなってしまうのです。乱視用のレンズが回ったら、手術を受けた医療機関で整復してもらう必要があります。

老眼の人のなかには、ＩＣＬの手術後に近くが見えにくくなる場合があることも知っておく必要があります。ＩＣＬはいったん挿入すれば、あとは裸眼感覚で近視がない人と同じ見え方になる矯正法です。それはメリットである半面、特に40代などで老眼が始まる年代の人にとっては、ある意味でデメリットになる場合もあります。老眼が始まってもメガネやコンタクトレンズを使っている近視の人なら、それらを外せば近くが見えます。しかし、ＩＣＬ手術を受けたあとは、近視がない人と同じように比較的早めに老眼の進行を自覚し、近くが見えにくくなる恐れがあります。場合によっては、近くを見るのに老眼鏡が必要になる場合もあることを知っておくことが大事です。

ＩＣＬの手術後は、ごくまれに感染症や炎症などが起こる場合があります。また、ホールＩＣＬになってからは激減したものの、何らかの理由で房水の流れが妨げられると、眼圧上昇や水晶体が濁る白内障が起こる場合もあります。万一、これらが起きたときには、早急に適切な治療をすることで、ダメージを最小限にできます。そのためにも、術後の検診は指示どおりに受けることが大事です。

このほか、手術中の処置に時間がかかった場合などには、角膜内皮障害という深刻な事態が起こることもあります。これをできるだけ避けるには、事前の検査はもちろん、手術中に何かが起きたときにも、すばやく適切に対処できる信頼できる医療機関を選ぶことが大切です。

ほかの眼内コンタクトレンズとはどう違う？

ＩＣＬは、狭い意味では代表的な眼内コンタクトレンズを指します。コラマーでできたＩＣＬに対し別の素材でできた眼内コンタクトレンズも存在します。

●ＩＰＣＬ

ＩＰＣＬは「Implantable Phakic Contact Lens（挿入できる有水晶体コンタクトレンズ）」の略で、イギリスのメーカーから発売された眼内コンタクトレンズです。親水性アクリルという素材でできており、柔らかい素材ではありますが、ＩＣＬに比べると硬めです。その分、薄くでき、また加工がしやすいため、老眼の人向きに複数の距離にピントが合う多焦点眼内コンタクトレンズなどの開発にも力を入れています。また、薄い分、ハロー・グレアが少ないともいわれています。

発売開始は２０１４年で、ＩＣＬに比べると新しい眼内コンタクトレンズです。現在のところ、厚生労働省の承認は下りていません（２０１４年５月現在）。眼内コンタクトレンズを使った屈折矯正手術を行っている医療機関のなかにも、ＩＰＣＬを使用しているところとそうでないところがあります。

ＩＣＬはヨーロッパで承認されてから30年近くの歴史があり、その間、ブラッシュアップをくり返し、世界中でおよそ２００万眼の手術が行われています。その分、万一、何か起きたときの対処についても、詳しく研究・実践されており、一定の安心感があります。

それに対し、ＩＰＣＬは発売から約10年で、歴史的にＩＣＬと20年ほどの差があります。その分、これから検討しなければならない事項も出てくることが予測されます。ＩＰＣＬを検討する場合、これらのことを認識したうえで、医療機関で十分な説明を受ける必要があります。

なお、ＩＣＬでも老眼用の製品（EVO Viva™ ICL）が作られていますが、性能的には、まだ改善の余地があるといえます。基本的に老眼用と遠視用の眼内コンタクトレンズは、海外では扱われているものの、現状は厚生労働省で認可されていません。厳密にいうなら、今後、研究を進めていくべきものといえます。

●アイクリル

ＩＰＣＬよりさらに新しい眼内コンタクトレンズで、スイスのメーカーから発売されています。こちらも親水性アクリルでできていますが、ＩＰＣＬとは逆に、厚めのレンズになっているのが特徴です。厚い分、ハロー・グレアが多いともいわれています。現状では、厚生労働省の認可は下りていません。詳しくは今後の研究を待つ必要があります。

歴史の短い新しい眼内コンタクトレンズの場合は、さまざまな問題点がまだクリアされていない恐れや、対処法が確立されていない恐れもあるので、検討する場合は、よりいっそう事前に主治医の説明をよく聞くことが大切です。

ICLはいつ受けるべきか

ＩＣＬは40年近い歴史の中で、改善とバージョンアップをくり返してきました。それだけに、「もう少し待てば、さらに改善されて性能が良くなるのではないか」という期待を込めて、時期を検討する人もいると思います。これは考え方次第ですが、一ついえるのはホールＩＣＬの登場がＩＣＬ史上の非常に大きな出来事だったということです。バージョン４以前の穴のあいていなかったＩＣＬでは、眼内に入れたレンズが房水の流れを妨げた結果として、眼圧上昇や白内障などが起こることがありました。ＩＣＬ手術を行う眼科医たちは、その都度、緊急治療などを行って乗りきってきたのです。

しかし、ホールＩＣＬの登場で、これらの危険性は激減しました。今では、房水の流れが損なわれることによる眼圧上昇や白内障は、基本的にはないといえるほど、ごくまれにしか起こらなくなっています。

ホールＩＣＬが登場したことで、少なくとも近視用のＩＣＬは一応の完成形に達したといえそうです。したがって、近視矯正のためのＩＣＬ手術に関しては、現状で受けることを検討してよいだろうというのが、多くの眼科医の見解です。

第3章

強度の近視や遠視、乱視を矯正できる！
ＩＣＬ手術が向いている人・向いていない人

ＩＣＬ手術に向くのは一般に20～45歳

ＩＣＬに興味をもったものの、「自分はこの手術に向いているのか」「いろいろな条件から見て問題なく受けられるか」と気になる人もいると思います。そこで、ＩＣＬ手術が向いている人の条件を挙げてみます。ＩＣＬ手術が向いているのは、メガネやコンタクトレンズの使用をできればやめたいと思っている人で、以下のような条件に当てはまる場合です。

ＩＣＬの適応年齢については、いくつかの基準があります。まず、日本眼科学会の屈折矯正委員会が出しているガイドラインでは、第7版まではレーシックと同じく「18歳以上」としていました。もともとレーシックの適応年齢が18歳以上とされているため、同じ屈折矯正手術であるＩＣＬも、とくに適応年齢を変える特別な事情もないことから、18歳以上にされていたという経緯があります。

しかし、２０２４年2月に出た第8版では「21～45歳」と改訂されました。一方、ＩＣＬの販売元であるスター・サージカル社の添付文書では、もともと「21歳以上」としています。実際にＩＣＬを行っている眼科医の多くは、「20歳以上」を目安にしていると考えられます。「18歳以上は相談してください」とし、「20歳未満の人は保護者の同意が必要」としているところも多いようです。このように幅がある理由は、「近視が進んでいる間は、できればICL手術を行わないほうがよい」という考え方で適応年齢を判断しているからです。ICLは、その時点での度数に合わせたレンズを入れるので、以後も近視が進んだ場合、矯正度数が足りなくなる場合があります。そのため、基本的に、近視の進行が止まってから受けるのがよいということから、こうした適応年例を定めているわけです。

近視は、一般に8歳から15歳くらいまでは急速に進み、その後は進み方が鈍るものの、少しずつ進んでいきます。いつまで進むかについてはさまざまな報告があり、個人差もあります。「通常18歳から21歳までに止まる」「20代後半までは進む」「人によっては30歳くらいまで進む」など、さまざまな見解や報告があり、はっきりした結論は出ていません。

そのような背景もあり、「近視の進行が止まってから」という表現で適応年齢を決めると幅が出てきてしまうのです。

ここで押さえておきたいのは、あくまでも「将来的に矯正視力が不足する恐れがある」ことが、適応年齢の根拠になっている点であって、18歳未満や20歳未満でICLを受けると危険であるとか、視機能に問題が起きるという意味ではありません。ですから、近視の進行がある程度落ち着くと考えられる年代であれば、個々の必要性に応じてICLを検討することは可能です。

たとえば、適応のボーダーラインの年齢であるが、強度近視で、現在、非常に困っていたり、何らかの理由でメガネやコンタクトレンズが使いづらいという人なら、ＩＣＬに詳しい眼科医に相談してみてもよいと思います。この場合、現在、ＩＣＬ手術を行う必要性が高い、あるいはメリットが大きいことが条件になります。同時に、将来的には矯正度数が不足する恐れがあり、その分をメガネなどで補足的に矯正する必要が生じるかもしれないことを理解しておく必要があります。

このことを分かりやすく説明するために、最近、私（大内）が経験した実例を挙げてみます。その患者は17歳でしたが、来年、高校を卒業して留学する予定とのことでした。「海外でコンタクトレンズを買ったり、使用したりするのは不安なので、今のうちに日本でＩＣＬ手術を受けていきたい」と相談を受けたのです。年齢から考えて、今後も近視は、緩やかではあっても進むと考えられます。しかし、品質安定性が日本と異なる海外で、コンタクトレンズを使う不安は十分、理解できました。そこで、将来的に矯正度数が足りなくなったときは、薄いメガネなどを使う必要が生じるかもしれない点を、よく説明して理解してもらい、保護者の同意も得たうえでＩＣＬ手術を行いました。

このように、高校卒業後に留学や海外生活を控えている場合や、めざす職業との関係からＩＣＬ手術を受けたいという場合があります。そのほかの理由も含めて、18歳前後でも、今、ＩＣＬ手術を受ける必要性が高いと感じているなら、この手術に詳しい眼科医に相談してみることが大事です。

一方、適応年齢未満の人で、「コンタクトレンズやメガネは面倒だから」というような理由であれば、近視の進行が止まる、あるいはかなり緩やかになる20歳頃まで待つことが勧められます。

ここまでは年齢の下限についての話でしたが、上はどのあたりまでが対象になるかというと、おおむね45歳くらいまでといわれています。しかし、これも個人の必要性や状況によって変わってきます。45歳くらいまでを目安にする理由の一つは、老眼が始まる年代だからです。近視の人は、老眼が始まってからも、近くにはピントが合うので、メガネを外せば、細かい字を読むことや裁縫など近くを見る作業は、老眼鏡をかけることなくできます。

しかし、ＩＣＬ手術を受けると、近視のない人と同じ条件になるので、近くを見るのに老眼鏡が必要になります。そのことを納得したうえで、今、ＩＣＬ手術を受けたいということであれば、45歳以降でも対象になると考えられます。実際には、40代の人にもＩＣＬ手術を受けていただき、ほとんどの方が喜ばれていますし、希望と条件によっては、50代の人にも行った例はあります。

老眼が進んだら老眼鏡が必要になるといっても、ＩＣＬ手術を希望するのは、多くが強度近視の人で、日頃、近くを見るためにもメガネを使っています。老眼が進むと、そのうえに老眼鏡が必要になるので、メガネを2つ以上使ったり、遠近両用メガネが必要になったりします。ICL手術を受ければ、必要なのは老眼鏡だけになるので、そのほうがよいという選択肢も当然あります。要は個人のライフスタイルや希望次第です。

ただし、50代後半以上になると、今度は白内障との関係が出てきます。老化現象として水晶体が白く濁って、視力が落ちてくるのが白内障です。その治療は、濁った水晶体をとり除き、水晶体の代わりになる眼内レンズを入れることによって行います。同じ眼内レンズでも、ICLの場合は水晶体の上にレンズを挿入するのに対し、白内障手術では水晶体を取り除いて代わりになるレンズを入れるのです。水晶体の代わりに入れる眼内レンズも、現在では非常に進歩していて、その人の望む距離にピントが合うレンズを選べますし、複数の距離にピントが合う多焦点眼内レンズを選ぶこともできます。つまり、現在の白内障手術は、近視や乱視、遠視、老眼の治療を兼ねて行えるのです。

ですから、もし、近々白内障手術を受けるような状況なら、その前にICL手術を受けるのは、不可能ではありませんが得策とはいえません。せっかくICL手術を受けても、短期間しか使わずに、すぐに取り出して白内障手術を受けるのではもったいないからです。50代でも、「白内障はまだそれほど進んでいないので、いったんICLで見えるようになりたい」というのであれば、もちろんＩＣＬを行うことは可能です。年齢で杓子定規に区切ることはあまり意味がなく、個人個人の必要性や状況に合わせて判断することが大切です。

ただ、特に18歳未満や46歳以上の場合、その年齢で受けると、どんなことが起こる可能性があるかについては、主治医によく聞いて判断することが大事です。

特に向く職業は消防士、警察官、自衛隊員、医療従事者など

基本的にＩＣＬは、適応がある人なら職業にかかわらずお勧めできますが、特にいくつかの職業の人には、受ける価値が極めて高い屈折矯正法といえます。そうした職業としては、まず消防士、警察官、自衛隊員など、一定以上の視力が求められる職業が挙げられます。例えば消防士なら、「両眼で０・７以上、かつ片眼でそれぞれ０・３以上の視力が必要。裸眼に限らず矯正視力でもよい」、警察官なら「両眼とも裸眼視力が０・６以上か、または矯正視力が１・０以上であること」などと定められています。矯正視力でもよいので、メガネやコンタクトレンズを使っても条件的にはクリアできます。しかし、実際の任務で緊急出動す

るときなど、ＩＣＬ手術を受けておけば、枕元のメガネを探したり、コンタクトレンズを装着したりすることなく、一刻を争う場面でもそのまま出動できます。

そのため、これらの職業に就いている人や、今後、これらの職業を目指したい人には、ＩＣＬを希望する人が少なくありません。医師、看護師などの医療従事者も、緊急の対応や夜勤、長時間の対応が必要になることもあるため、装着や手入れの不要なＩＣＬ手術を受ける価値は高いといえます。

ほかにも、最近、経験した例を挙げると、猟師をしている人が職業上の理由からＩＣＬ手術を受けに来ました。普段、猟に出ているとき、獲物を見つけたら一瞬たりとも目を離せない状況で、メガネの視野では不利で、土埃のある山の中では、コンタクトレンズがはずれたり、目がかゆくなったりしても、常に手袋をしているので、困ることが多かったようです。そんなケースでもＩＣＬ手術を受けることで、快適に仕事ができるようになります。このように、必要とする理由はさまざまだと思いますが、裸眼感覚で過ごせるようになるＩＣＬ手術を受けることで、仕事上の不都合が解消される職業はかなりあります。

ＩＣＬ手術に向いていない人

逆にＩＣＬが向かない人についても挙げておきます。ＩＣＬが向かない人として、まず基本的に挙げられるのは「現在、メガネやコンタクトレンズを使っていて、特に不満や不都合を感じていない人」です。年齢的には「ＩＣＬ手術に向いている人」で述べたことの逆で、ある程度の幅を持たせるとしても、まだ近視が進んでいる可能性が高い18歳くらい以下は不向きです。近視などの屈折異常が進んでいる間は、できるだけＩＣＬ手術を受けないほうがよいというのが基本的な考え方です。実際には年齢で区切るよりも、例えば眼科で視力を測るたびに近視や乱視が進んでいる場合には、ＩＣＬ手術を受けるのはもう少し待つべきだと考えられます。

また、留学を控えているなど、何らかの事情で、屈折異常が進んでいてもＩＣＬ手術を受けたいという場合もあります。ＩＣＬに詳しい眼科医に相談するとよいでしょう。

年齢の上限については、個人の考え方次第ではありますが、白内障との関係から、60代以上の人は不向きといえます。その年代になれば、多くの場合、近々白内障手術を受けることになるので、その際に屈折矯正を兼ねるのが現実的だからです。

また、ＩＣＬを希望する人にとって、年齢や度数などとは別の次元でハードルになるのが前房深度の問題です。前房深度が浅い人がＩＣＬを入れると、緑内障や白内障を起こす危険性が高くなります。そのため、前房深度が２・８㎜未満の人は、ＩＣＬの適応外とされています。

前房深度が浅いことと並んで、「瞳孔が十分に開かない」ということも医学的にＩＣＬ手術を行いにくい条件になります。一般に「瞳」と呼ばれている瞳孔は、黒目の中心部の真っ黒の部分です。瞳孔は、カメラでいうと絞りの役目をする虹彩の中央部にあいている「穴」です。明るいときは瞳孔が小さくなり、暗いときは大きくなることで、目に入る光の量を調整しています。

ＩＣＬ手術は、瞳孔を開いた状態にしておいて、レンズを丸めて、瞳孔の向こう側に入れてから広げるという手順で行います。それには、瞳孔が十分に開くことが必要です。

一般的には、瞳孔を開く薬を投与すれば、ほとんどの人は十分に開き、ＩＣＬ手術が可能になりますが、時に瞳孔が十分に開かない人がいます。その場合は、程度によってはＩＣＬ手術が困難になります。

ＩＣＬ手術を検討する場合、前房深度とともに、瞳孔が十分に開くかどうかについても初期段階で確認します。

こんなケースでもICLはできる！

「自分は以前にレーシックを受けたけれど、ＩＣＬはできるのか」など、疑問や不安を抱くことがあると思います。そのなかで、ＩＣＬが可能なケースについてご紹介します。

まず、レーシック手術後でも、ＩＣＬは問題なく行えます。同じ屈折矯正手術でも、レーシックは角膜を削る方法であり、ＩＣＬは眼内レンズを挿入する方法なので、接触したり、ダメージが重なったりすることなく行えるからです。

レーシックの一つの難点として、「リバウンドしやすい」ことが挙げられます。レーシック手術は、角膜を削る方法で復元はできないため、原則として手術回数は１回とされています。つまり、リバウンドした場合に、再度、レーシック手術を受けることは、原則的にはできません。

ただ、レーシック手術を１回受けたあとも、角膜に十分な厚みがあるなど、特定の条件がそろっていれば、再手術が可能な場合もあるとされています。とはいえ、再手術をしても、再びリバウンドする恐れもあります。

原則的にレーシックを受けるのは1回のみとされていることや、条件がそろっていて再手術ができたとしても、再度リバウンドする恐れもあることなどを考えると、減弱した分の屈折矯正効果を、ＩＣＬで補完するのはお勧めできる方法です。

ＩＣＬは白内障の手術後も、必要になれば挿入できます。

現在の白内障手術は、屈折矯正手術を兼ねて行えるようになっています。ですから、白内障手術できちんと希望どおりの眼内レンズを入れることができれば、その上にＩＣＬ手術が必要になることはないはずです。

しかし、なかには、白内障手術を受けたものの、「もう少し遠くが見えるようになりたかった」とか「近視や乱視が残っていて不満」といった結果になる場合もあります。そのような場合、白内障手術後の目に、上からＩＣＬを入れることは、通常、問題なくできます。白内障手術では、濁った水晶体を取り除き、代わりに眼内レンズを入れます。その上にＩＣＬを入れるので、眼内レンズを2枚重ねる形になります。

現在は、白内障治療に使う眼内レンズ、ＩＣＬのレンズともに高性能になっているので、2枚重ねても問題なく、その人の望む見え方に合わせて良好な視力を手に入れることができます。

白内障手術後のＩＣＬの活用法は、術後に不満が残っているケースのほかにもあります。片眼ずつ手術を行った白内障手術で、最初に一方の目を手術したときは満足していたものの、他方の目を手術する際に、「少し違う見え方ができるようにしたい」という要望が出た場合です。白内障手術で、両眼に同じレンズを入れるのではなく、少し見え方の違うレンズを入れる方法はミックス＆マッチと呼ばれ、最近、行われることが増えています。無理のない範囲で、両眼の見え方を少し変えることで、見える幅が広がり、快適に過ごせる場合があるからです。この場合、希望と条件に合う白内障手術用の眼内レンズの組み合わせが見つかればよいのですが、なかなかうまくいかないこともあります。そんなときに、白内障手術用の眼内レンズとＩＣＬを組み合わせる方法で検討すると、微調整も可能になってうまくいく場合があるのです。

白内障手術後の、そのようなＩＣＬの活用法も、最近は徐々に増えてきています。白内障手術後の屈折調整は、レーシックでも行えますが、レーシックには「ドライアイを招く」「リバウンドしやすい」などの問題があるため、条件的に可能な人であれば、ＩＣＬを選択するのがお勧めです。

ドライアイの人でも、ＩＣＬ手術は問題なく受けられます。というより、ＩＣＬはドライアイの人にお勧めの屈折矯正法です。それまでコンタクトレンズを使っていた人が、ＩＣＬ

手術を受けると、コンタクトレンズによって引き起こされたり、悪化したりしていた分のドライアイがなくなるので、結果的にドライアイが改善する恩恵を受けられることになります。

一方、コンタクトレンズを使っていたドライアイの人が、レーシックを選択した場合、コンタクトレンズをやめたことによる症状の改善よりも、レーシックによるドライアイのほうが強く出る場合があります。レーシック後のドライアイは、角膜にある神経を切ることによって起こります。その後の経過は人によって差があり、一時的なドライアイで、時間がたつにつれてなくなるケースもある半面、ずっと残る人もいます。一般的に、30％程度の人には、ドライアイが継続するといわれています。

ＩＣＬという、ドライアイを悪化させない屈折矯正法が普及してきた現在では、ドライアイのある人は、条件が許す限りＩＣＬを選ぶほうがよいといえます。

こんな目の病気や全身病の場合にICLは可能？　有効？　老眼は？

ICLについてインターネットで検索すると、「老眼治療も可能」と書いてあるサイトが多くヒットします。そのため、ICLは老眼治療にも有効と思っている人も多いと思います。

実は、これは微妙なところで、確かに老眼治療用として発売されている眼内コンタクトレンズはいくつかあります。

ICLのレンズでも「EVO Viva™ICL」という老眼用レンズが出ています。これは、白内障治療用の眼内レンズにも用いられている、ピントが合う範囲を広めにする拡張焦点深度（EDOF〈イードフ〉）という技術を使ったレンズです。

また、他社の製品で、ICLとは違う素材でできているIPCLでは、白内障手術に用いる多焦点眼内レンズと同じような仕様のものが販売されています。

老眼用の眼内コンタクトレンズは、厚生労働省の認可は下りていませんが、海外では多くの国で承認されて使われています。そのため、希望する人がいれば、個人輸入をして挿入手術をすることは可能です。

しかし、今のところ、それらのレンズを使った老眼治療は、多くの人に満足を与えられる結果を得られていないのが実状です。そのため、本書の著者5人全員、ＩＣＬを使った老眼治療は行っていません。

もっとも、近視や乱視治療用の通常のＩＣＬを使って、老眼に対応する方法もあります。その一つは、意図的に近視を弱めに矯正する「計画的低矯正」です。近視を完全に矯正してしまうと、老眼が進むにつれて近くを見づらくなり、そちらの不便のほうがまさる場合があります。そこで、弱めに矯正して、遠くも近くもそこそこ見えるという程度に調整する方法です。

もう一つは、左右の目に、少し度数に差があるＩＣＬを入れる「モノビジョン」という方法です。一方の目は遠めの距離にピントが合い、他方の目はやや近めの距離にピントが合うようにするのです。こうすると、見る距離に応じて、脳はクリアに見えるほうの画像を優先的に見ようとするので、遠近の両方を見ることができるようになります。通常、モノビジョンの左右の度数の差は、１・５ジオプター以内にするのがよいといわれています。もっと差を少なく、０・５ジオプター程度にし、少しだけ見え方の幅を広げる「マイクロモノビジョン」という方法もあります。モノビジョンは、人による向き不向きがあり、快適に使える人

利き目の調べ方

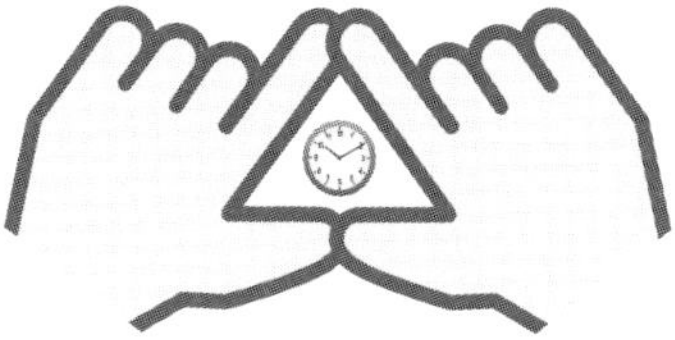

イラストのように、両手で三角形（1辺3㎝程度）の枠をつくり、その枠から両目で目印を見ます。目印は、少し離れた動かないモノ、例えば壁にかかった時計などがいいでしょう。

片目ずつ閉じて、目印の見え方の違いを比べてみましょう。

目印が見えたほうの目が、利き目です。

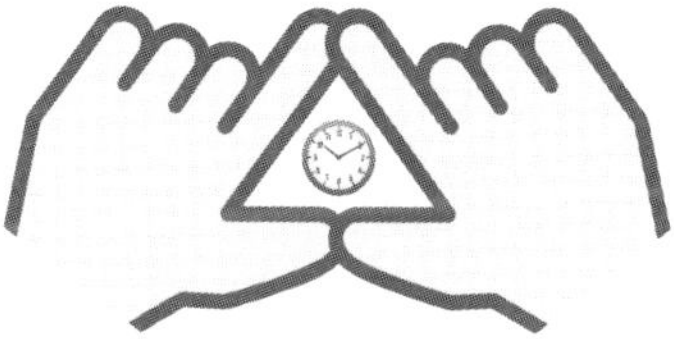

利き目

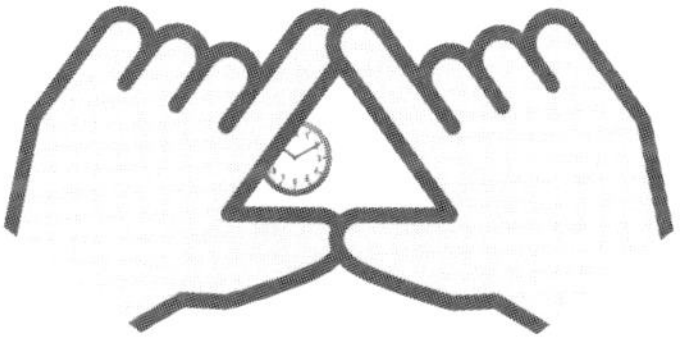

利き目でない目

もいれば、不快感を持つ人もいます。度数の差によっても変わり、マイクロモノビジョンなら大丈夫というケースもあります。そのため、コンタクトレンズなどでシミュレーションをし、慎重に度数を決めてからＩＣＬ手術を行います。

なお、モノビジョンにするときは、左右の目のうち、「優位眼」に遠距離用のレンズを入れると決められています。優位眼とは、主体的に使うほうの目で「利き目」とも呼ばれます。優位眼は自分でも簡単に調べられます。左右の手の親指と人差し指で三角形を作り、まずは両眼を開けて三角形の中央に目印が見えるところに手を持っていきます。その状態を維持したまま、左右一方ずつの目で対象物を見ます。このとき、片目で見ても、最初に両目で見たときと同じように見える側の目が優位眼です。

ＩＣＬの事前検査でも、モノビジョンを行うときに備えて、優位眼を調べる検査を行います。

ＩＣＬで老眼に対応するには、今のところ、計画的低矯正やモノビジョンが現実的な方法であり、老眼用眼内コンタクトレンズはまだ完全には実用レベルに達していないと考えられます。「老眼治療が行える」とうたっている医療機関で老眼治療を受けると、不満足な結果になることも多いと予想されますので、注意が必要です。

ＩＣＬについて「遠視はどうなのか」と疑問を抱いた人もいると思います。老眼用レンズと同じく、遠視用のＩＣＬは今のところ厚生労働省に承認されていませんが、海外では使われています。遠視用レンズは、ＩＣＬでは穴のあいていないタイプになります。ホールＩＣＬが開発される以前に、近視用のＩＣＬがそうであったように、遠視用のＩＣＬは今も穴がないため、十分に気をつけて使わないと眼圧上昇などのリスクがあります。

遠視用のＩＣＬが、多くの遠視の人に福音をもたらすようになるには、目に挿入しても房水循環を妨げないような改良が必要と思われます。ＩＰＣＬでは、穴のある遠視用のレンズが開発されています。穴があるメリットは得られる半面、ＩＰＣＬはＩＣＬほどの歴史がないので、何か問題が起きたときのノウハウがまだ十分には蓄積されていないと考えられます。

遠視用の眼内コンタクトレンズは、このように製品による一長一短があるうえ、術前検査でエラーが出やすいなどの問題もあります。遠視用のレンズ自体は海外では売られているので、個人輸入した眼内コンタクトレンズで遠視の屈折矯正をすることは可能です。その場合には、ここに挙げたようなリスクや注意点があることを知っておき、主治医によく説明してもらって判断することが大事です。

次に「円錐角膜」の人ですが、これは条件次第でＩＣＬの挿入が可能です。

円錐角膜とは、角膜が何らかの原因で薄くなり、円錐形に突出する進行性の病気で、近視や乱視が進んで視力が低下します。主に思春期に発症して進行しますが、30歳くらいで止まることが多いといわれています。症状の程度や進み方には大きな個人差があります。治療は、円錐角膜の程度によって、メガネ、ソフトコンタクトレンズ、ハードコンタクトレンズ、円錐角膜用特殊コンタクトレンズ、有水晶体眼内コンタクトレンズ（ＩＣＬ）、角膜にビタミンＢ２を点眼しながらある波長の紫外線を角膜に照射する治療法、リングを使って角膜の形状を矯正する治療法、角膜移植などの方法があります。

ＩＣＬは円錐角膜の治療法の一つですので、条件次第で行うことはできます。その条件とは、「進行が止まっている軽度の円錐角膜」であるということです。

進行中の円錐角膜には禁忌とされているので注意が必要です。といっても、これは進行中の円錐角膜に行うと、あとで矯正の度合いが不足してくる恐れがあるという意味であり、ＩＣＬが円錐角膜を悪化させたり、進行を早めたりするという意味ではありません。近視が進んでいるときにＩＣＬを行うと、あとで矯正が不足する場合があるというのと同じ意味合いです。

円錐角膜の患者がＩＣＬを希望するときは、条件が合うかどうか、主治医によく聞く必要があります。

円錐角膜に対してＩＣＬを行うときには、もう一つ注意が必要な点があります。

円錐角膜は、乱視が強くなってくる病気ですが、その乱視には、一定の規則性がある正乱視と、不規則な不正乱視が混じっています。ＩＣＬに限らずどの屈折矯正法でも、一般的に矯正が可能なのは正乱視に対してなので、ＩＣＬを行うと、正乱視の部分が矯正され、不正乱視は残ることになります。円錐角膜の患者は、ＩＣＬで矯正できる正乱視がどの程度あって、不正乱視がどの程度あるのかを、よく見極めてから治療を受ける必要があります。それも検査で分かるので、主治医に相談することが大事です。

なお、円錐角膜に対する治療法の一つであるハードコンタクトレンズを使うと、正乱視も不正乱視もほぼ完全に矯正することができます。このとき、事前にＩＣＬを入れていると、ＩＣＬによって矯正された正乱視の分は、逆に乱視として顕在化することになります。したがって、円錐角膜に対しては、将来的に何が起きるかも含めて、しっかりと検査・予測しながら治療を行い、そのなかで適切に使えると判断すればＩＣＬを使うことが重要です。

ＩＣＬを含めた円錐角膜の治療を受けるには、円錐角膜に詳しい経験豊富な眼科医の診療を受けるのが良いと思います。

緑内障の場合も条件によって違ってきます。緑内障には、もともと前房が浅いことが一因になるタイプと、前房が深い状態で起こるタイプがあります。前房が浅いことが一因になるタイプは、前房の隅にある房水の出口が狭くなる結果、眼圧が上昇して起こります。このようなタイプの緑内障の人は、そもそも前房が浅いという点でＩＣＬの適応外になっていますので、ＩＣＬを行うことはできません。

緑内障の患者でも、前房が十分に深い場合には、ＩＣＬは禁忌にはなっていません。ちなみに日本には、前房が深いタイプの緑内障が多く見られます。この場合、眼圧が正常の範囲内であるにもかかわらず、視神経が傷ついて緑内障が進行します。こういうタイプを「正常眼圧緑内障」と呼んでおり、日本では緑内障全体の7割以上を占めるとされています。

前房が深い正常眼圧緑内障の場合は、ＩＣＬが禁忌になっていないとはいえ、ＩＣＬが緑内障にどんな影響を与えるかは未知数の部分があります。ＩＣＬは、有水晶体眼内コンタクトレンズのなかでは長い歴史を持っていますが、それでも、前房の深いタイプの緑内障患者に行って、どんな影響があるか、十分な人数を長期間追った研究などはほとんどないからです。ＩＣＬが直接的に緑内障を悪化させることはないとしても、ＩＣＬは房水循環に影響を与える屈折矯正法です。ホールＩＣＬの登場で、房水の流れがかなり保たれるようにはなりましたが、多少なりとも妨げる方向に働くことは確かです。その多少のことが、今後、どのように影響していくかは、慎重に見ていく必要があります。緑内障患者でＩＣＬを行いたいという希望がある場合、病状が落ち着いているのであれば検討の余地はあると思われますが、詳しくは、個々の眼科医に判断が委ねられているのが実状です。

一方、白内障が進んでいる場合は、一般にＩＣＬの適応にはなりません。白内障が進んでいる状態でＩＣＬを行っても、水晶体そのものが白濁しているわけですから、視力は回復しないからです。いわば、白内障のままメガネをかけたり、コンタクトレンズを装着したりするのと同じことになります。

白内障手術は、現在では屈折矯正手術を兼ねて行えます。ですから、白内障の患者は、

ＩＣＬではなく、白内障手術の際に、取り除いた水晶体の代わりに入れる眼内レンズによって近視や乱視の矯正をするのが現実的といえます。

糖尿病やアトピー性皮膚炎がある人がICLを希望する場合の注意点

糖尿病患者は、非常に感染に弱くなります。血糖値が高くなることで白血球をはじめとする免疫に関わる細胞の機能が低下したり、血流が悪くなったりするからです。そのため、あらゆる手術でリスクが高くなります。特に、血糖値のコントロールが悪い状態であるほど、感染のリスクも高まります。これはＩＣＬ手術も同じです。

ＩＣＬ手術は、角膜をわずかに切開して、そこから眼内コンタクトレンズを挿入する手術です。開腹して行う臓器の手術のように大きく切開するわけではありませんが、それでもひとたび感染を起こせば、繊細な目という器官であるだけに大きな危険が生じます。糖尿病を患っている人の場合、メガネやコンタクトレンズで屈折矯正をして、それほどの不便や不都合を感じていないのであれば、あえてＩＣＬ手術を受けて感染リスクに身をさらす必要はないと考えられます。

趣味やスポーツ、仕事などの関係から、ＩＣＬを希望する場合には、最低条件として、食事療法や必要な服薬などをきちんと行い、血糖値コントロールのよい状態にもっていってから行う必要があります。手術の際には、通常以上に感染症に十分注意して行うべきことはいうまでもありません。コントロールのよい状態で無事に手術を行えて、感染症を防ぐことができ、術後に傷が癒えたら、以後は大丈夫です。そうなるように、血糖値コントロールの点も含めて主治医とよく相談し、計画を立てて臨むことが大事です。アトピー性皮膚炎は目の中や周囲の炎症を起こしやすい病気で、結膜炎、角膜炎、まぶたの皮膚炎などがよく起こります。とくに顔の皮膚炎が強いアトピー性皮膚炎の患者には、これらの炎症がよく見られます。ＩＣＬ手術を受けると、誰でも手術後、しばらくは目の中で炎症が起こります。一時的なもので、徐々に治まっていきますが、アトピー性皮膚炎の患者では、強い反応が起きる恐れがあります。

一方では、アトピー性皮膚炎の患者は、目に炎症が起きやすいからこそ、ＩＣＬを行う価値が高いともいえます。一度、ＩＣＬを入れてしまえば、炎症のもとになりやすいコンタクトレンズなどを使う必要もなく、裸眼感覚の視力が手に入るからです。アトピー性皮膚炎の患者でＩＣＬを希望する場合は、炎症を悪化させる恐れがないかなど、現在の病状を踏まえて眼科の主治医によく相談することが大事です。

日本眼科学会ガイドラインが定めている適応

日本眼科学会の屈折矯正委員会が出している屈折矯正手術のガイドラインから、ＩＣＬの適応に関する部分を、これまでの記述と重なる部分もありますが、下記に抜粋・要約して紹介します。

ガイドラインでは、適応のところの前文として、「屈折異常の矯正において、メガネあるいはコンタクトレンズの装用が困難な場合、医学的あるいは他の合目的な理由が存在する場合、屈折矯正手術が検討の対象となる」としています。メガネやコンタクトレンズが使いづらく、そこに正当な理由がある場合に、ＩＣＬなどの屈折矯正手術が行えるということです。さらに、「屈折矯正手術の長期予後についてはなお不確定な要素があること、正常な前眼部に侵襲を加えることなどから慎重に適応例を選択しなければならない」と記されています。

予後とは「病気や治療などの医学的な経過についての見通し」のことです。ＩＣＬは、眼

ICLの適応に関するガイドライン

①年齢	原則として21~45歳とする。水晶体の加齢変化を十分に考慮し、老視年齢の患者には慎重に施術する。*1
②屈折矯正量	6ジオプター以上の近視とし、3ジオプター以上6ジオプター未満の中等度近視および15ジオプターを超える強度近視には慎重に対応する。*2

*1 老眼が始まっている場合、ICL 手術によって近くが見えにくくなるなどの不都合が起きる場合があるので、慎重に適応を見極める必要があるということを意味しています。

*2 これについては、実際の診療ではある程度幅を持たせた対応をしています。基本的にはこの範囲になりますが ICL 手術を受けたい理由があって、「自分の場合は可能かどうか」と気になる場合は ICL に詳しい眼科で相談することが大事です。

出典：日本眼科学会ガイドライン

内コンタクトレンズのなかでは歴史が古く、最初に開発されてから40年近くたっています。しかし、それ以上に長く経過を見た例はないので、当然のことながら慎重さが求められます。何かの病気があって治療する場合とは異なり、屈折異常はあっても、基本的に健康な目に施す手術なので、余計に適応を守って慎重に行うべきであるということが、ここに書かれています。

そのうえで、有水晶体眼内レンズ手術（ＩＣＬ）の適応については上の表のように書かれています（＊は補足説明）。

欧米では適応が広がっているが慎重に考えたいＩＣＬ

日本では、眼内コンタクトレンズに対して慎重に対応しており、現在のところ、厚生労働省が承認しているのは、製品としてはＩＣＬのみで、それも限られた度数のみです（２０２４年5月現在）。老眼用や遠視用の眼内コンタクトレンズも未承認です。

欧米などの海外では、例えば3ジオプター未満や15ジオプターを超えるＩＣＬ、さらに、遠視や老眼用のＩＣＬ、あるいはＩＰＣＬなどＩＣＬ以外の眼内コンタクトレンズについても承認されて使われています。といっても、眼内コンタクトレンズの適応の中心が近視であることは海外も同じです。遠視や老眼用の眼内コンタクトレンズも、ある程度は自由度の高い状況で使えるのが欧米などの現状です。老眼用や遠視用のレンズは、まだ患者の要望を十分にかなえるものとはいえません。しかし、今後、どんどん改良が加えられ、十分に使えるレンズになっていく可能性はもちろんあります。

ただ、医療器具は新しいことが価値ではなく、一定の歴史があってさまざまなリスクに対応できることが重要です。情報収集はしつつも、信頼できる眼科医にかかって、安全なＩＣＬ手術を受けることを最優先にしてほしいと思います。

第4章

施設選びから術前検査、術後のケアまで知っておきたいＩＣＬ手術の流れ

眼科専門医であることが基本条件

ＩＣＬ手術を受ける医療機関を選ぶ際、大前提になるのは、手術の執刀医が日本眼科学会認定の「眼科専門医」だということです。

一般の人から見れば、眼科の手術を行うのは、「当然、眼科の専門医だろう」と思うかもしれませんが、専門医とはその診療科の所定の研修や審査を経て認定されるものであり、眼科医のすべてが眼科専門医というわけではありません。さらに、日本の医療制度では、眼科医でなくても医師でありさえすれば、法的には眼科の診療や手術を行うことが可能です。

実際、レーシックがブームになったとき、ほかの診療科の医師が手術を行うようになった過去の事例がありました。レーザー装置で角膜を削るレーシックの場合、手術自体は機械に頼る部分が大きいという事情もあって、そのようなことが可能だったのです。

しかし、眼科の専門知識、診療経験や特殊技術を持たない他科の医師が屈折矯正手術を行うことでさまざまな問題が起きました。また、たとえ眼科医であっても、屈折矯正手術のみならず、広く眼科手術に関する十分な知識・技量を持たない医師や、衛生管理が不十分な医療施設が行い、結果的に感染症などが多発したという経緯が過去にありました。

こうした問題を受け、日本眼科学会が提唱している屈折矯正手術のガイドラインには、屈折矯正手術を行う者の条件について、より厳しく記載されるようになりました。現在のガイドライン第８版には、「日本眼科学会認定の眼科専門医であると同時に、角膜・水晶体を含む前眼部の生理や疾病ならびに眼光学に精通していることが術者としての必須条件」と記されています。

また、屈折矯正手術の術者は、「日本眼科学会の指定する屈折矯正手術講習会、および製造業者が実施する講習会の両者を受講することが必要」とも明記してあります。日本眼科学会では、眼科医の生涯教育の一環として、定期的に屈折矯正手術講習会を開催しています。また、ＩＣＬであれば、レンズの販売元であるスター・サージカル社がＩＣＬに関する講習会を行うなど、屈折矯正手術に関わる業者でも講習会を行っています。これらの講習会に参加することも、ＩＣＬを含む屈折矯正手術を行う者の必須条件とされているのです。

眼科専門医として眼科疾患の診断や治療に関わる知識や技術を広く備えているのはもちろんのこと、新しい知識や情報も取り入れて常に自らの医療レベルをブラッシュアップしている者しか、屈折矯正手術は行ってはいけないと定めているわけです。その医師がきちんと講習会を受けているかどうかは、患者側からは見えにくい部分だと思いますが、そのような取り決めがされていることを知ることにより、自分自身の治療を任せる医師がその信頼に足る方であるかどうか、自ら判断してほしいと思います。

安心・安全に手術を行うためのＩＣＬ認定医制度

さらに、ＩＣＬについては執刀する術者のレベルを担保するために、販売元のスター・サージカル社が取り決めた独自の認定医制度があり、それをクリアした認定医しか手術を行えないことになっています。これは、前述のかつてレーシックで起きた苦い過去の経験に対する反省から取り入れた制度です。ＩＣＬ認定医は、前提として眼科専門医でなければならず、そのうえで日本眼科学会が行う屈折矯正手術講習会と販売元の認定講習会を受講し、さらにインストラクター（指導医）立ち会いのもとでＩＣＬ手術を行います。一定レベル以上の技量があると認められれば、ＩＣＬ認定医になれるという仕組みです。現在、ＩＣＬの認定医は全国に約３００人が在籍し、「ＩＣＬ研究会」のホームページで認定医のいる医療機関を公開しています。地域・都道府県別にも検索できるので、これをもとに探せば、認定医のいる医療機関でＩＣＬ手術を受けることができます。

また、認定医試験の立ち会い手術や技術指導などを行うインストラクターは、認定医の上位資格で、執刀数など一定の条件をクリアした術者です。本書の著者５人は、全員、ＩＣＬインストラクターの資格保持者です。

ＩＣＬ手術を受ける医療機関を選ぶときには、少なくともＩＣＬ認定医が在籍しており、その医師が執刀する医療機関を選ぶことが大事です。さらに、インストラクター以上の資格をもつ眼科医が執刀する医療機関であれば、より安心できます。ＩＣＬ認定証やＩＣＬインストラクターの認定証を掲示してある医療機関も多いので、そのことも、医療機関を選ぶヒントになると考えられます。

なお、ＩＣＬの認定医制度は、販売元やＩＣＬ研究会など豊富なＩＣＬ手術の経験を有する眼科専門医が、ＩＣＬが安全に正しい形で広まるようにしたいという思いから作ったものです。公的機関による認証ではないため、ＩＣＬの認定医制度は強い拘束力を有するものではありませんが、ＩＣＬを行う医師のみずからのモラルと規範、さらには患者サイドから医師を選定する際の評価基準に役立つものと思われます。

また、こうした認定医制度があるのは、今のところ製品としてのＩＣＬだけであって、ＩＰＣＬなど、ほかの眼内コンタクトレンズで同様の制度はできていません。

受けてはいけない「ワンデイICL」

ＩＣＬは、手術そのものは日帰りで、ごく短時間で行えますが、事前検査を詳しく正確に行うことが非常に大切です。日帰り手術だからといって、その日に行ってすぐ手術を受けられるわけではないのです。最近は、「ワンデイＩＣＬ」などと称して、その日のうちに検査と手術を行う医療機関も登場しているようですが、眼科の常識から考えて、いろいろな意味で非常に危険なやり方であり、眼科専門医の立場からとても推奨できるものではありません。

ＩＣＬを希望する人が、最初に医療機関に行ってから手術まで、その人の目の形状解析、複数回の異なる視力検査によるレンズの度数決定など、医療機関の方針などによっても違ってきますが、最短でも1カ月前後かかります。

ＩＣＬは、レーシックのように角膜を削る「引き算」の治療法ではなく、眼内コンタクトレンズを挿入する「足し算」の治療法で、何かあったときにはレンズを取り出せば元に戻ります。それはＩＣＬの大きなメリットではありますが、「何かあったら外せばいいのだから、スピーディーにやる医療機関でいいだろう」という考え方はたいへん危険です。

ＩＣＬは、あくまでも目の中に入れる医療器具であり、高度な技術を要する手術によって挿入します。さらに重要なのは、その人に合うサイズ・合う度数のレンズを選んで挿入するということです。サイズが合わなければ、眼圧上昇や角膜、水晶体へのダメージなど、さまざまなトラブルを招く恐れがあります。また、レンズの度数が合わないと、せっかく費用と手間をかけてＩＣＬを入れたにもかかわらず、矯正不足で不便・不快な思いをしたり、過矯正で眼精疲労を招いたりすることになりかねません。

「外せばもとに戻る」といっても、それには再手術が必要になり、目の中にアプローチする、いわゆる内眼手術である以上、複数回の手術は目の組織への負担になるのは確かです。だからこそ、ＩＣＬを行う私たち眼科専門医は、再手術が必要になる症例を限りなくゼロに近づけるため、日々努力しています。

可逆的な屈折矯正法であるというＩＣＬのメリットゆえに、ＩＣＬが軽く見られ、検査などが不十分なままの施術が横行することだけは避けたいと、ＩＣＬに関わる眼科医として強く思います。残念なことに、ＩＣＬの認定医が在籍する医療機関でも、「ワンデイＩＣＬ」を行うところがあるようです。ＩＣＬ手術を受ける医療機関は、認定医かどうかだけでなく、「しっかり日数をかけて必要な検査をしてくれること」なども条件にして選ぶことが大事です。

きちんと説明してくれる医療機関を選ぶ

必要な検査をしっかり行うことのほかに、よい医療機関を選ぶヒントになるのが「医師やスタッフの説明のしかた」です。ＩＣＬのメリットだけでなく、デメリットや注意点も含めて、分かりやすく説明してくれることを目安にします。

例えば、ＩＣＬは6ジオプター以上の強度近視にお勧めできる屈折矯正法ですが、希望する患者には、3ジオプター未満の軽度近視や15ジオプターを超える最強度近視にも対応可能です。しかし、それぞれに注意点があります。

3ジオプター未満の軽度近視の場合、裸眼でピントが合うのが30～40㎝程度となり、遠くは見えないものの、普段の生活でパソコンを見たり、本や新聞を読んだり、台所仕事をしたりするには、ほとんど不自由がありません。もちろん、遠くは見えないので、患者は「遠くが見えるようになりたい」とＩＣＬを希望します。この場合、20～30代の若い人なら、まだ目の調節力が十分あるので、遠くも近くも見えるようになります。

問題は、老眼が始まる40代半ば以降の場合です。老眼が進んだとき、軽度近視のままであれば、裸眼で近くが見えるので、日常生活は意外と便利に過ごせます。ところが、ＩＣＬ手術を受けると、目のいい人と同じ状態になるので、老眼が進むと近くを見るには老眼鏡が必要になります。

このことをしっかり説明しておかないと、そろそろ老眼が始まる年代でＩＣＬを受けた人は、術後に「こんなはずではなかった」「かえって不便になった」と感じることになりかねません。「裸眼で遠くが見えるようになります」というメリットだけを強調する医療機関は要注意です。近い将来、手元を見るには老眼鏡が必要になるということを許容したうえで、「ドライアイがひどいのでコンタクトレンズを使わずに遠くが見えるようになりたい」「埃や粉塵の舞う現場で遠くを見なければならない消防士などの専門職の仕事なのでＩＣＬ手術を受けたい」などの必要性があるなら、ＩＣＬはお勧めの屈折矯正法です。それだけに、注意点についてもしっかり説明を受け、よく医師に相談して判断することが大事です。

一方、15ジオプターを超える最強度近視では、将来的にリスクが増す病気との関連が問題になります。ＩＣＬ手術を受けたために病気のリスクが増すという意味ではなく、もともと最強度近視の人は、緑内障、白内障、網膜剥離、黄斑疾患といった目の病気を起こすリスクが、近視のない人や軽度近視の人より高いことが分かっています。将来、もしこうした病気を起こしたときは、多くの場合、ＩＣＬを取り出して治療することになります。そのことをよく知ったうえでＩＣＬを受けるかどうかの判断をしなければなりません。

このような注意点についても、よく説明してくれる医療機関を選ぶことが大切です。

最初は一般的な眼科検診から行う

信頼できる医療機関なら、最初からＩＣＬを行うことを前提にした検査を行うのではなく、まずは眼科の一般的な検診と、ＩＣＬを行える基本条件が整っているかどうかを見る検査を行います。こういう検査は「スクリーニング検査」と呼ばれます。

一般的な検診は、何らかの目の病気がないかを確認するために行います。病気の中で、特に注意が必要なのは、角膜が薄くなって円錐状に突出してくる「円錐角膜」です。特に、進行している円錐角膜の場合は、ＩＣＬの適応外とされています。円錐角膜でも、比較的軽度で、コンタクトレンズなどで良好に矯正できており、進行が止まっている場合はＩＣＬが行える場合がありますが、進行している円錐角膜の場合は、ＩＣＬの適応外とされています。

ほかに、緑内障や網膜剥離などの目の病気がある場合は、程度や症状にもよりますが、ＩＣＬが行えない可能性が高くなります。無理に行うと、病気の悪化につながるケースもあるので、慎重な判断が必要です。緑内障や網膜剥離は、基本的に若い世代の人には少ない病気ですが、まれに見られます。20～30代で発症する若年性緑内障というものもありますので、年代に関係なく注意が必要です。

こうした病気があっても、コンタクトレンズやメガネで、現在のところは一定の視力を保っている人が、ＩＣＬ手術を受けたために、かえって視力が下がることになっては本末転倒です。

かなり進んでいる場合には、せっかく費用と手間をかけてＩＣＬ手術を行っても、思うように視力が出ないという結果になりかねません。カメラに例えるなら、レンズを変えても、フィルムが悪ければよくは写らないのと同じです。ましてやそのフィルムが、将来にわたってさらに悪くなる可能性もあるなら、そうと分かったうえでレンズを入れるのは、やってはいけないことです。

また、目の内部に炎症がある場合はＩＣＬを行えません。この場合は、炎症が治まるのを待ってからＩＣＬを行うことは可能ですが、将来にわたって炎症が再発する可能性もありますので、慎重に検討しなければなりません。

こうした問題になる病気を見つけて、適切な判断をするためにも、まずはＩＣＬのスクリーニング検査として、眼科専門医による目の検診を受けることが重要です。

ＩＣＬに適応するかどうかを判断するスクリーニング検査

病気のチェックとともに、ＩＣＬを行える基本条件が整っているかを見るスクリーニング検査として、以下のようなものを行います。

●角膜内皮細胞の検査

角膜は、目の最も前面にある透明な膜です。光を通して大きく屈折させるために、透明でドーム状になっており、血管を持っていません。角膜自体は透明ですが、外から見ると黒く見え、一般に「黒目」と呼ばれる部分が角膜に当たります。

角膜がその役目を果たすための透明性の維持には、「角膜内皮細胞」が十分な数あることが必要です。角膜内皮細胞が角膜の機能を維持できる数を下回ってしまうと、視機能に重大な問題を起こします。

角膜内皮細胞は、一度失われると再生することは難しく、加齢によって徐々に減るため、生まれてからは減る一方です。通常は十分な数がありますが、個人差があり、中には生まれつき角膜内皮細胞が少なめの人がいます。さらに、長時間かつ長年のコンタクトレンズの使用、目の手術によって減少が促されます。特に、目の手術で時間がかかるほど、角膜内皮細胞が減りやすくなります。

通常、角膜内皮細胞の数は３０００個／㎟が正常とされ、２０００個／㎟を下回ると要注意とされています。１０００個／㎟を下回ると角膜が白濁し始め、５００個／㎟を下回ると、角膜が透明性を保てなくなり、水疱性角膜とよばれる濁った状態になり、角膜移植手術でしか透明な角膜を取り戻すことができなくなります。

ＩＣＬ手術はごく短時間で行える手術とはいえ、目の手術ですから、角膜内皮細胞を減少させる可能性があります。十分な細胞数がある人なら問題ありませんが、もともと少ない場合は、ＩＣＬ手術が行えない場合があります。そこで、角膜内皮細胞の数を調べ、問題なくＩＣＬ手術が行えるかどうかを確認します。

●前房深度の検査

目の前の組織を前眼部といい、前から角膜、虹彩、水晶体が並んでいます。このスペースは房水と呼ばれる水で満たされています。

前眼部のうち、虹彩より前が前房、虹彩より後ろが後房です。前房の端には、隅角と呼ばれる房水の出口があります。房水は、絶えず作られて後房から前房に流れ、隅角から目の外に出ていきます。

ＩＣＬは、後房の虹彩と水晶体の間に入れますが、ここにレンズを入れると、前房が浅くなり、それに伴って隅角が少し狭くなります（96ページの写真参照）。もとより前房が十分に深い人であれば、何も問題ないのですがもともと体質的に前房が浅い人にＩＣＬを入れてしまうと、隅角がさらに狭くなり過ぎて房水の排出が妨げられる恐れがあります。

眼圧、つまり目の中の圧を左右しているのは房水の圧です。そのため、房水の排出が妨げられると、眼圧が上がります。すると、眼圧によって視神経が傷つき、緑内障を起こしてしまいます。

もともと前房が浅い人は、ＩＣＬを入れるとこのような危険性があるため、ＩＣＬを入れることはできません。基準として、角膜の中央後面から水晶体の頂点までの距離を前房深度といいますが、これが２・８㎜以上ないとＩＣＬ手術は行えないことになっています。

ＩＣＬのためのスクリーニング検査では、前眼部ＯＣＴという検査機を使って、前房深度を調べます。前眼部ＯＣＴとは、前眼部の断面写真が撮れる検査機で、これを用いると前房深度はすぐ分かります。

前房深度の検査は、角膜内皮細胞の検査と並んで、ＩＣＬが安全に行えるかどうかの重要な検査です。なお、前眼部ＯＣＴを使った検査は、スクリーニングのときだけでなく、ＩＣＬに関わる診察や術前検査などの際に毎回行います。

ＩＣＬを入れる前のスクリーニング検査時の前眼部ＯＣＴ画像。このケースでは前房深度（ＡＣＤ）が３・07㎜で、前房深度の点では問題なくＩＣＬを行えることが分かります。ちなみにＡＴＡは隅角間距離で、この数値と前房深度を用いた計算式でＩＣＬのレンズサイズが割り出されます。

●散瞳検査

角膜内皮細胞の検査、前房深度の検査と並んで、スクリーニング検査として行うのが散瞳検査です。これは、瞳孔が十分に開くかどうかを確認する検査です。

ＩＣＬは、虹彩と水晶体の間に挿入します。虹彩の中央にあいているのが、一般に瞳と呼ばれる瞳孔です。瞳孔は、明るいときは小さくなり、暗いときは大きくなって、目に入る光の量を調節しています。

瞳孔が小さくなることを縮瞳、大きくなることを散瞳といいます。散瞳という現象は、本来は暗くなったときに起こるのですが、眼科では検査や治療に伴う必要性のために、散瞳剤

前眼部OCTで前房深度を調べた画像

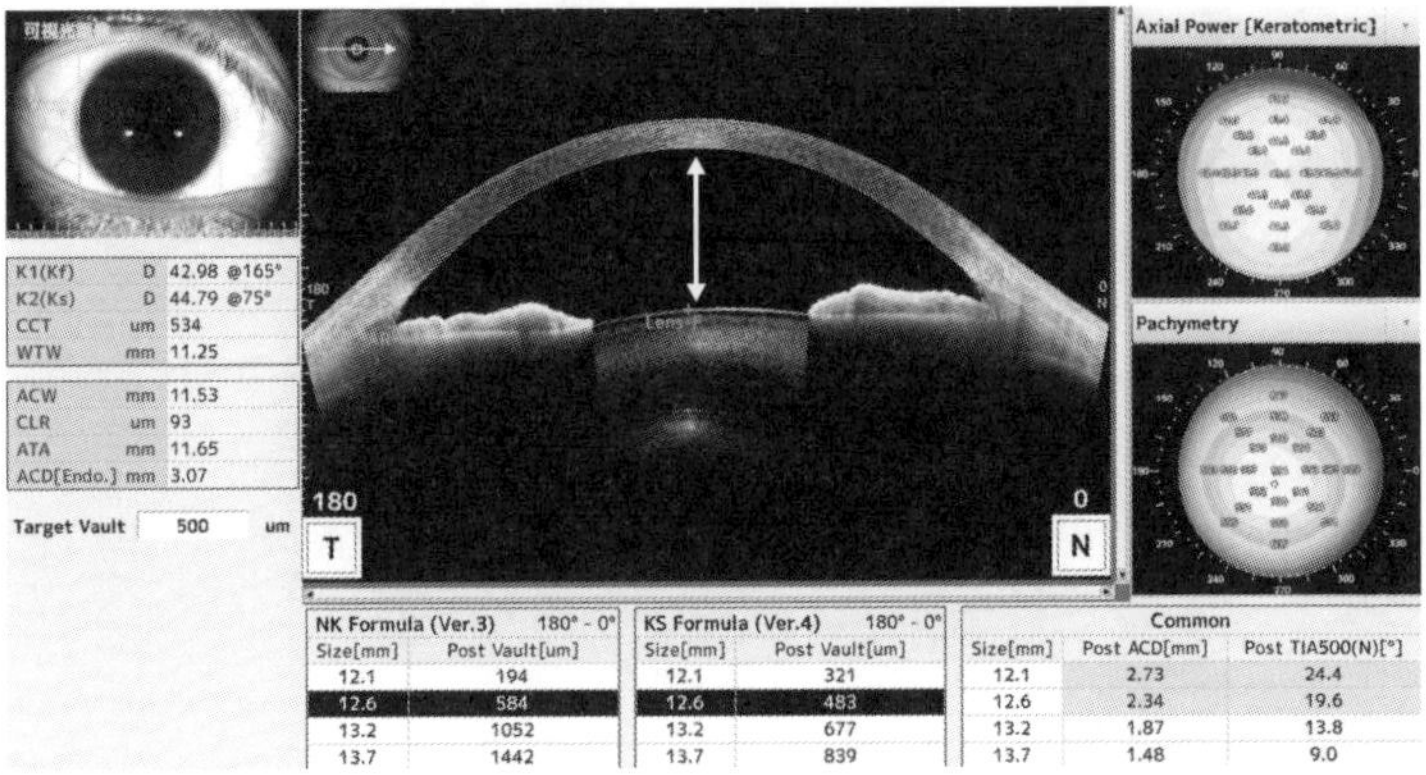

ICL挿入後の前眼部OCT画像

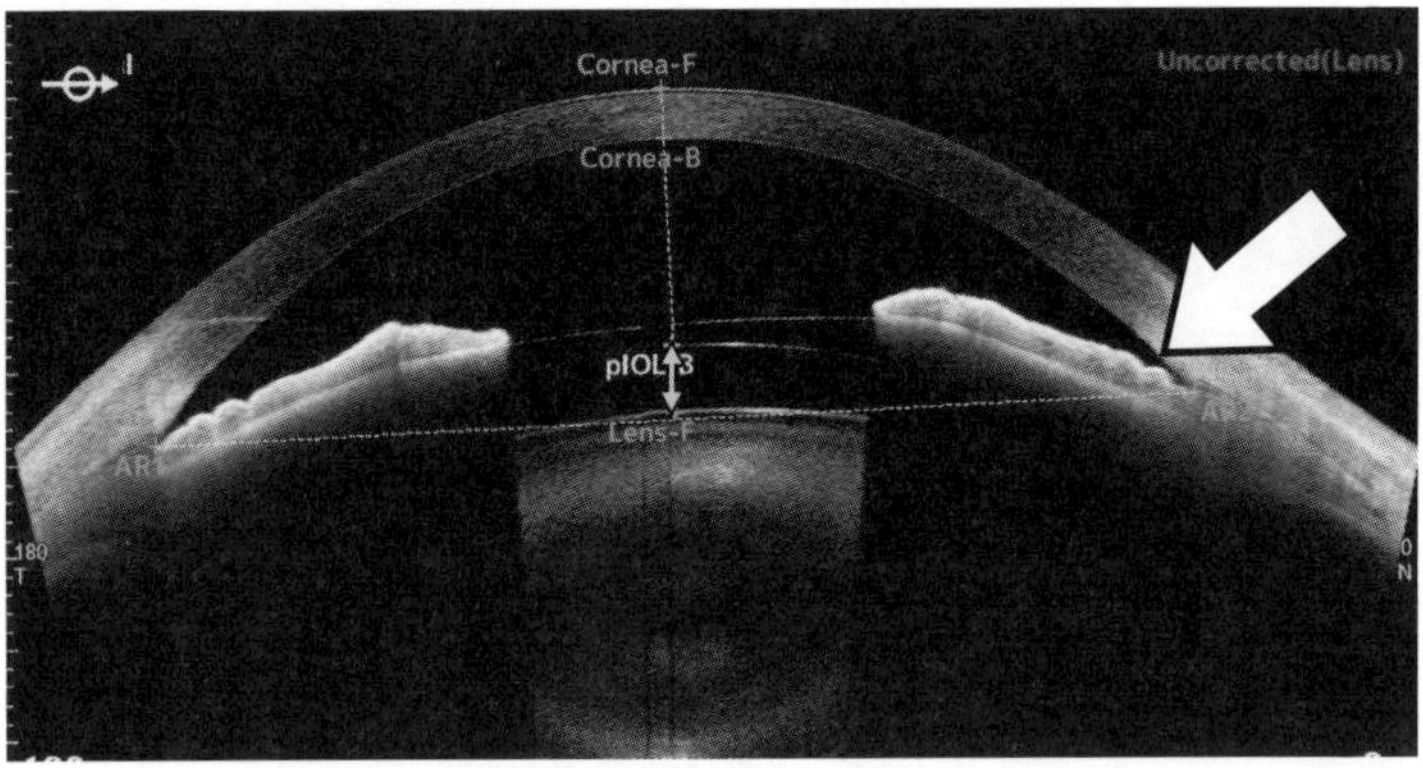

上記の患者のICL挿入後の前眼部OCT画像。術前の画像と比較すると隅角（矢印部分）が狭くなっているのが分かります。この患者の場合は十分な前房深度があるため問題ないですが、もとから前房深度が浅い人では隅角が狭くなり過ぎて眼圧上昇の危険が出てきます。

という薬を用いて散瞳を起こさせることがよくあります。

ＩＣＬ手術のときにも、散瞳が必要です。なぜなら、ＩＣＬは、折りたたんだレンズを瞳孔を通して虹彩の向こう側に入れ、虹彩と水晶体の間に挿入して安定させる手術法だからです。十分に散瞳させて、つまり瞳孔を最大限に開かせてからでないと、手術は行えません。

大部分の人は、散瞳剤を使えば瞳孔が十分に開きますが、ごく一部には、瞳孔が開きにくい人がおり、その場合、ＩＣＬは適応外になります。そこで、事前に瞳孔が十分に開くことを確かめるのが、この散瞳検査というわけです。

そもそも眼科の一般的な検診として、網膜剥離や緑内障といった眼底（網膜）の病気がないかを確かめる際に、散瞳の処置が必要です。そのため、実際には病気の有無を調べるための検査に伴って、散瞳検査も行う形になります。

以上のようなスクリーニング検査は、ＩＣＬが可能かどうかを確かめるために欠かせないもので、当然のことながら、ＩＣＬを行うと決める前の段階で必ず行う必要があります。

こういったスクリーニング検査をどんな形や料金体系で行うかは医療機関によって違います。検査のシステムや料金体系についても、事前によく聞いておくことが大切です。また、スクリーニング検査が十分行われないような医療機関は危険と考えられますので、選択しな

ICLの適応を調べる重要なスクリーニング項目

ここしばらく近視が進んでいないかどうか(若い人)
円錐角膜があるかどうか、ある場合は程度と進行状況(若い人)
瞳孔が十分に開くかどうか＝散瞳検査(年齢問わず)
角膜内皮細胞が十分あるかどうか調べる検査(年齢問わず)
前房深度が十分にあるかどうか調べる検査(年齢問わず)
眼底疾患などがないかをチェック(年齢問わず)
とくに緑内障や網膜剥離などの眼底疾患があるかどうか(特に年配者、ただし若年性もあり)
白内障がすでに出ていないかどうか(年配者)
年齢による老眼があるかどうか(年配者)

いほうが良いと思います。

あなどってはいけないＩＣＬ術前検査

以上のスクリーニング検査で、ＩＣＬの適応があると分かったら、ＩＣＬのサイズや度数などを調べる術前検査に入っていきます。きちんと合うサイズと度数のレンズを選ぶために、非常に重要な検査です。

術前検査を始める前に、患者が行っておく準備があります。それは、必要な期間、コンタクトレンズを外しておくことです。コンタクトレンズをしていると、外してからしばらくは、角膜にその形がつくため、検査結果に影響する場合があるからです。

コンタクトレンズを外しておく期間は医療機関によっても違いますが、通常のソフトコンタクトレンズで３日から１週間、乱視付きのソフトコンタクトレンズはその倍程度、ハードコンタクトレンズは１～３週間ほど外してもらいます。術前検査を行った日は、瞳孔を開く目薬などを使う検査があるため、車やバイクなどを患者本人が運転して医療機関に行くことは避けます。

なお、術前検査は、その日の目の状態や体調などの影響も受けるため、複数回行うのが基本です。一度行ったら、日を改めて２回目を行います。この２回の検査結果が一致しない場合、さらに検査をする場合もあります。

こういったことから考えても、「１日ＩＣＬ」がいかに無謀か分かると思います。

術前検査には、おもに以下のような検査があります。


【視力検査】

Ｃの字に似た記号であるランドルト環や文字などが書かれた表を、一定の距離から一方の目で見て答え、視力を測る検査です。誰しも子ども時代から何度も受けてきた検査だと思います。５ｍ、３ｍ、１ｍなどの距離から見る方式がありますが、遠い距離から見るほど、目の調節力の影響が少なくなり、正確な視力を測りやすくなります。

【屈折検査・散瞳径の検査】

屈折検査とは、専用の装置を使って、目に入った光がどのように屈折するかを調べることで、近視・遠視・乱視の有無と度数が分かる検査です。患者が見る画面には、気球などの絵が映り、機械が自動的にピントを合わせて測定します。裸眼の視力とともに、矯正すれば1・0の視力が出せるのかどうかも分かります。

若い人は、視力を測定するときに、しばしば調節力の影響が関わります。調節力とは、目の中でレンズ役をしている水晶体の厚みが変わることで、見る距離にピントを合わせる力のことです。

基本的に、近視は目の奥行きが長いことで、遠視は目の奥行きが短いことで起こり、乱視は角膜のゆがみによって起こります。その度数を正確に測ろうとするとき、調節力でカバーしてしまうと、正確な度数が測りにくくなります。

そこで、特に若い人の場合は、こうした目の調節力が働かないようにする調節麻痺剤を使って検査をすることで、正確な度数が測れます。調節麻痺剤は散瞳剤を兼ねた点眼薬で行いますので、瞳孔も開いた状態になります。スクリーニング検査で瞳孔が開くことは確かめたあとですが、このときに改めて瞳孔径、つまり瞳孔がどのくらいの大きさまで開くかも調べます。

調節麻痺・散瞳点眼薬を使うと、検査後、しばらくは近くのものが見づらくなったり、まぶしさを感じたりします。少し不便ですが、術前検査では必ず行う検査であることを知っておくことが大事です。

【眼圧検査】

眼圧、つまり眼球内部の圧を調べる検査です。眼圧は、常に変わっていますので、スクリーニング検査でも調べますが、術前検査としても改めて測定します。

眼圧計にはいくつかのタイプがあり、最も広く使われているのは、目に接触せずに眼圧が調べられる空気眼圧計です。目の表面に瞬間的に風を当てることで、角膜をへこませ、元に戻る時間から眼圧を測定します。

【角膜形状解析・前房深度の検査】

角膜の形状を調べる検査で、乱視の有無と程度、角膜がどの角度にゆがんでいるかなどが分かります。乱視は、目の表面にある角膜のゆがみによって起こります。乱視には、角膜が規則的にゆがんでいる正乱視と、不規則にゆがんでいる不正乱視がありますが、矯正ができるのは正乱視です。

角膜は、通常はボールを割ったようなドーム状ですが、正乱視の人は縦横のカーブが違っていて、ラグビーボールを縦に割ったような形になっています。

前眼部OCTを使った角膜形状解析という検査を行うと、角膜のゆがみがカラーマップとして示され、ゆがみ方の方向や程度が分かります。その分析結果にもとづいて、ゆがみを打ち消すようなICLを挿入すれば、矯正できることになります。角膜形状解析は、乱視のある人にとっては特に重要な検査です。

前眼部OCTでは、同時に前房深度の検査も行えます。これもスクリーニング検査で行っていますが、今度はレンズのサイズを詳しく決めていくために、改めて前房深度や角膜径を測定します。

●**眼軸長**

眼軸長とは目の奥行きのことで、それがどのくらいあるかを調べる検査です。人間の目の奥行きは、平均24㎜程度です。成長期を中心に眼軸長が伸び、目の奥行きが長くなるのが近視の基本的な原因です。

そのため近視の人は、度数の強さによって25㎜、26㎜などとなり、近視の強い人では29㎜や30㎜ある人もいます。眼軸長の値そのものがレンズ度数の決定に直結しませんが、近視の度数と眼軸長の相関性や左右差も確認して、レンズ度数の決定の参考にします。

●眼位・両眼視

眼位とは、右目と左目の目の向きの位置関係のことです。正常なら、ものを見るとき、左右の目は同じ方向を向きます。そうならずに、左右の眼が違う方向を見ている状態を斜視といいます。斜視の有無と程度を調べるのが眼位の検査です。

ものを見るとき、一方の目が内側に向く場合を内斜視、外側に向く場合を外斜視といい、ほかに上下方向にずれる斜視もあります。

両眼視とは、左右両目で見ることによって、脳で生み出される立体感や距離感のある見え方のことです。斜視があると、程度によりますが、両眼視ができなくなる場合があります。斜視によってものが二重に見え、そのままだと脳が混乱するため、斜視になっている一方の目を使わないようになることから、両眼視機能が落ちてくるのです。

斜視があれば、すぐに分かるだろうと思われがちですが、分かりにくい斜視もあります。意識的にものを見ているときは正常で、ぼんやりしているときなどに斜視になる場合もあるからです。このようなケースを「間欠性外斜視」と呼びます。

ＩＣＬの手術をする前には、斜視の有無と程度を調べておく必要があります。斜視に気づかずにＩＣＬ手術をしてしまうと、遠くがよく見えることになった結果、かえって近くを見るときの寄り目の状態が作りにくくなり、近くが見えにくくなるケースがあるので要注意です。術前検査として、斜視の有無と程度もよく調べる必要があります。

●優位眼

優位眼とは、左右の目のうち、優先的に使っているほうの目のことで利き目ともいいます。ＩＣＬは、ほとんどの場合、左右の目を同じ度数にそろえますが、患者の希望に応じて、場合によっては左右の目の度数に若干の差をつける場合があります。

老眼が始まる年代の人であれば、左右の度数に少し差をつけ、一方を遠めに、他方を近めの距離に合わせることで、遠くも近くも見やすくなります。これをモノビジョンといい、向き不向きがありますが、不快感なく使える人には便利な方法です。

モノビジョンを希望する人には、コンタクトレンズなどでシミュレーションしてもらい、快適に使える範囲で行います。このとき、優位眼を遠いほうの距離にするのが適切とされています。そこで、モノビジョンを検討する場合に備えて、術前検査では優位眼も調べておきます。

度数決定は「自覚」が重要

近視の度数決定と乱視度数の加入の有無は、オートレフケラトメーターや角膜形状解析によって行えますが、それだけでは不都合な場合が多々あります。というのは、乱視の度数決定には、「自覚」による検査が重要だからです。

メガネやコンタクトレンズの度数を調べるとき、赤と緑の背景に書かれた線を見て、どちらがクッキリ見えるかを聞かれる検査を、多くの人が経験していると思います。これは、レッドグリーンテストとか二色テストなどと呼ばれ、ある程度度数の当たりをつけたのちに、いくつかのレンズを通して見てもらいながら、その人の近視や乱視に合うレンズを確認していく検査です。これを行うと、機械での検査だけでは分からない乱視が発見できたり、実際の近視や乱視の度数がより正確に把握できたりします。

あるレンズを通して見たとき、赤のバックに書かれた線のほうがクッキリ見える場合は矯正不足、緑のバックに書かれた線のほうがクッキリ見える場合は過矯正を意味します。矯正不足のレンズでは不満が残るのはもちろんですが、過矯正の場合は、高い視力が出ていても、そのレンズを選ぶと目が疲れやすくなるので注意が必要です。赤と緑のバックに書かれた線が、同じ程度にクッキリ見えるのが合うレンズということになります。

例えば、機械で他覚的な検査をしたら、乱視が1・25ジオプターだった人を、レッドグリーンテストで自覚的な検査をすると2・5ジオプターも必要だと分かるようなことがあります。逆に、機械での検査では多く出ていても、自覚的な検査をするともっと軽い度数でよいことが分かる場合もあります。

このように、機械での他覚的な検査だけを信じてレンズを選ぶと、矯正不足や過矯正になりかねないので、レッドグリーンテストで自覚的な見え方を調べることは欠かせません。

サイズ決定のために必ず行う前眼部OCT検査

前眼部OCTは、前房深度の検査や角膜形状解析が行える検査機ですが、それらだけではなく、レンズのサイズを自動的に出す機能もあります。

ICLには4つのサイズがあり、どのサイズが合うかは、術前に決定してレンズを用意し

ICLの場合、特に重要であり、大き過ぎるサイズのレンズを選ぶことは、水晶体の上にフラットなレンズを置いておく必要があります。適切なサイズのレンズを選ぶことは、ICLの場合、特に重要です。もし目に対して大き過ぎるサイズを入れてしまうと、水晶体の上にフラットなレンズを置いてしまうことになるので、水晶体にレンズが触れてしまいます。すると、その刺激で水晶体が混濁する恐れが出てきます。また、大きなレンズによって房水の流れが滞ると、眼圧上昇の危険性もあります。

逆に目に対して小さ過ぎるレンズを入れてしまうと、水晶体のカーブに合わずに突出することになります。すると、角膜に触れてしまい、今度は角膜が濁るリスクが生じます。サイズ違いのレンズを入れてしまうと、このように不具合や危険が生じます。場合によっては重大な目の損傷や視力低下を招きかねないので、サイズは慎重に正確に測る必要があります。

そのために役立つのが前眼部ＯＣＴです。その人の目にどのサイズが適するかは、眼球の前房深度と角膜径で決まります。前眼部ＯＣＴは、そうした眼球の形状のサイズを正確にミリ単位で測定してくれます。そのうえで、必要な計算式に当てはめ、適切なレンズのサイズまでが表示されるようになっています。

日本では、最近、ＩＣＬが急速に広まっています。海外では、レーシック対ＩＣＬが、７対３でレーシックのほうが多いのに対し、現在の日本では３対７でＩＣＬのほうが多くなっています。

これには、ＩＣＬが急速に進歩してきたことや、以前にあったレーシックに関するネガティブな出来事なども影響していると考えられますが、もう一つ理由があります。

検査するだけでＩＣＬのサイズを自動的に表示してくれる前眼部ＯＣＴは日本で開発された検査機です。それによって、レンズのサイズ選びがすばやく正確にできるようになりました。このことによっても、ＩＣＬの普及がいっそう促されたのです。

前眼部ＯＣＴは、スクリーニングで前房深度を測定するために使います。術前検査でも、正確なサイズ選びなどのために改めて使うのですが、実はスクリーニング検査のとき、すでにその人に合うレンズのサイズは表示されており、私たちはそれを見て、だいたいの予測がついた状態から、詳しいサイズの検討へと進むことになります。

ＩＣＬのサイズは、眼球の前房深度と角膜径から割り出しますが、その計算式は2種類あります。前眼部ＯＣＴには、２つの計算式で出したサイズが、それぞれ表示されます。この2つが一致している場合は、そのサイズでまず間違いないと考えられます（96ページの写真参照：この例では２つの計算式で出たサイズが12・６㎜で一致している）。

２つの計算式の答えが食い違うこともありますが、その場合は、経験から見て、小さいほうのサイズを選べばよいか、大きいサイズを選べばよいか、乱視の場合は、手術中にレンズを回転させなければならないので、それを考慮してどちらのサイズにするかなど、そこに眼科医の見識が必要になってきます。

計算式で出したものである以上、実際にレンズを入れてみて、やはり合わなかったということになるケースもかつては少なからずありましたが、ホールＩＣＬが使われるようになった現在、サイズ選びの許容範囲は広がりました。サイズ違いでレンズの入れ替えが必要になることは、ゼロではありませんが、非常にまれになっています。

以上のような術前検査を複数回行い、終了した時点で、レンズのサイズや度数、乱視矯正の有無などが決まり、その時点での国内在庫の有無が判明しますので、通常、レンズの到着予定のめども分かります。そのうえで手術日を決定するというのが一般的な流れになります。

日帰り手術で手術時間は10～15分程度

ＩＣＬ手術を受けることが決まったら、施設によって多少異なりますが、一般的には感染予防を目的とした滅菌のため、手術日の３日前から、抗生物質の点眼薬をさします。手術を受ける医療機関で処方されたものを、患者が自分で点眼します。

ICL手術の流れ

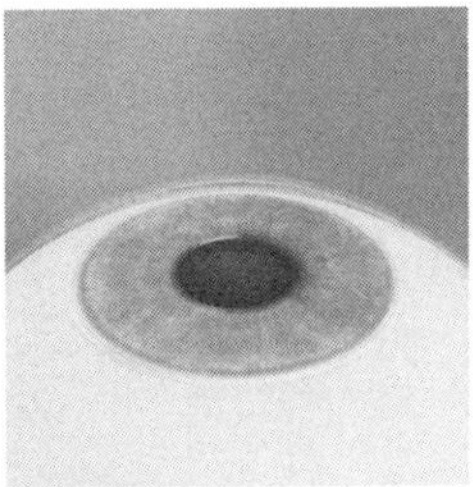

① 術前検査

ICL手術を決定する前に、定められたさまざまな検査を行います。

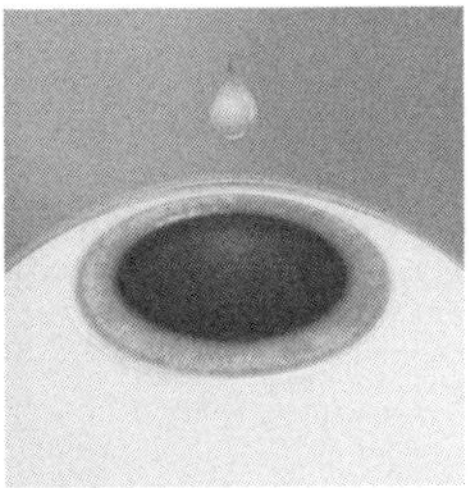

② 術前処置（手術）

点眼薬によって術前に瞳孔（ひとみ）を広げ、目を麻酔します。

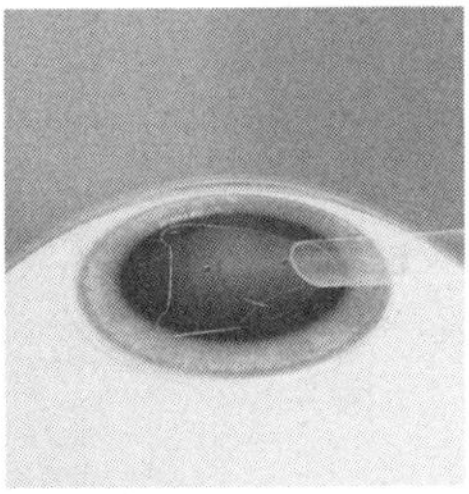

③ ICLの挿入

点眼麻酔のあと、角膜の縁を約3mm 切開し、ICLを眼内に挿入します。

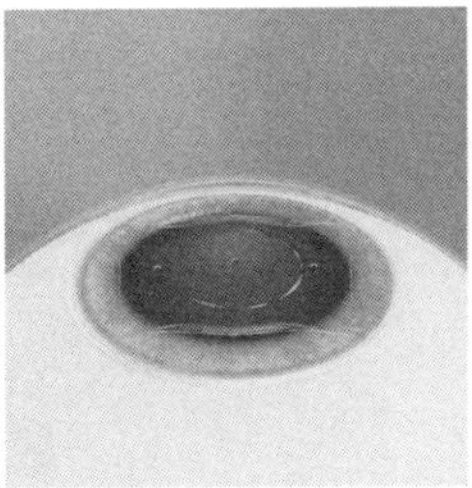

④ ICLの位置の整復

ICLを虹彩（茶目）と水晶体の間に設置します。

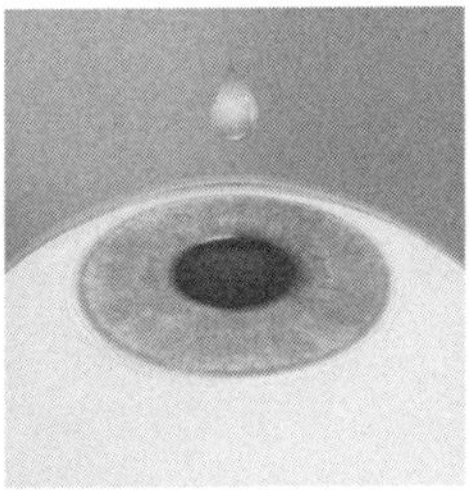

⑤ 最終ステップ

瞳孔を収縮させ手術は終了です。院内でしばらくお休みいただいたあと、目の状態を検査し、問題がなければ帰宅していただきます。

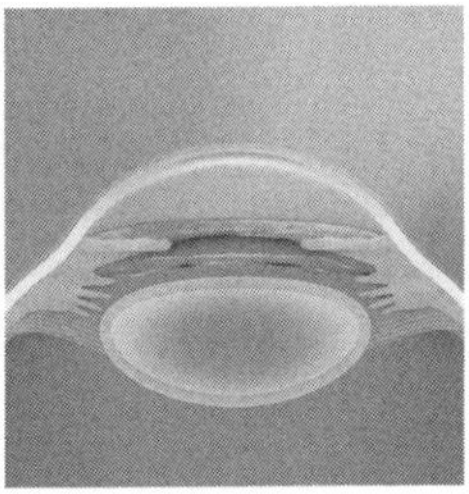

⑥ 術後の定期検査

定められた手順にしたがって、炎症を抑え、感染症を防ぐための点眼薬が処方されます。

術後は医師から指示されたスケジュールで来院し、検査を受けていただきます。

手術当日は、術後から見えるようにはなりますが、術中に散瞳などを行うことや手術による影響が残ることから、車やバイク、自転車などを患者本人が運転するのは危険です。本人が運転するこれらの乗り物では来院しないようにします。

手術そのものは10～15分ですが、事前に必要な準備や、術後の確認のための待機時間などを含めると2時間程度になります。

手術当日、医療機関に行って必要な手続きを済ませたら、まず麻酔薬の点眼をします。同時に散瞳剤も点眼して瞳孔を開いておきます。通常、散瞳剤および麻酔剤の点眼をしてから、１時間後くらいに手術室に入ります。

手術を開始したら、最初に角膜の隅を３㎜ほど切開します。そのあと、目の中にレンズを入れやすくするため、前房にドロッとした粘弾性物質を入れて空間を確保し、目の中を消毒します。

２つに折りたたまれたレンズを３㎜の切開部から目の中に入れます。折りたたまれたレンズはインジェクターと呼ばれる挿入器に入っており、それを使うと小さな切開部から目の中に射出され、内部で広がります。

棒状の医療器具を使ってレンズの４カ所にある足のような支持部を虹彩の下に差し込み、毛様溝と呼ばれる溝に差し込んで固定します。乱視のない近視だけのレンズであれば、この固定だけでよいのですが、乱視の場合は軸を合わせる必要があります。その軸は前もって決定されたものが、手術中の顕微鏡映像に映し出されるので、それに合わせてレンズを回転させて固定します。

散瞳した瞳孔を縮めて元に戻す薬を注入します。目の中のスペースを開けるために入れた粘弾性物質を洗い流します。以上を両目同時に行って、ＩＣＬ手術は終了です。

手術後は30分程度、院内で安静にして経過観察をします。最後に眼圧を測って、正常であればそのまま帰宅になります。

ほとんどの場合は正常ですが、もし眼圧が上がっているようであれば、眼圧を下げるための点眼や内服薬を出します。眼圧が上がると、やや痛みを感じる場合がありますが、そんなに強い痛みではなく、そのまま帰宅できます。

逆に眼圧が下がりすぎても、傷口が開いて感染が起こる恐れが出てくるので、この場合は、再度手術室で傷口再閉鎖を行うこともあります。

ＳＴＥＰ１　麻酔薬・散瞳剤を点眼
ＳＴＥＰ２　角膜の端を３㎜ほど切開（赤い部分）
ＳＴＥＰ３　レンズを挿入し、虹彩の下に入れて広げ、固定する

当日はかすみがあっても翌朝にはクリアに

ＩＣＬに限りませんが、目の手術で大切なのは、「過度に傷つけないこと、炎症を起こさないこと、速やかに終わること」です。ソフトなタッチで手早く行って、目への負担が少なければ少ないほど、術後は早く視力が出ます。

そのためにも、術前検査で正確な測定やサイズ決定をしておくことが大切です。

したがって、術後の視力の回復の仕方は、どのように手術が行われたかによっても違ってきますが、おおむね以下のような経過になります。

手術直後は、手術の影響から、多くの人がちょっとぼんやりした視界になります。それでも、手術前に強度近視だった人などは、はるかによく見えるようになったと感じると思います。多くの場合は、翌日からクリアな視界を感じることができます。

翌日まで少しぼやけた視界だったり、かすんだ感じだったりしても、２～３日から遅くとも１週間程度で、ハッキリした視界になってきます。

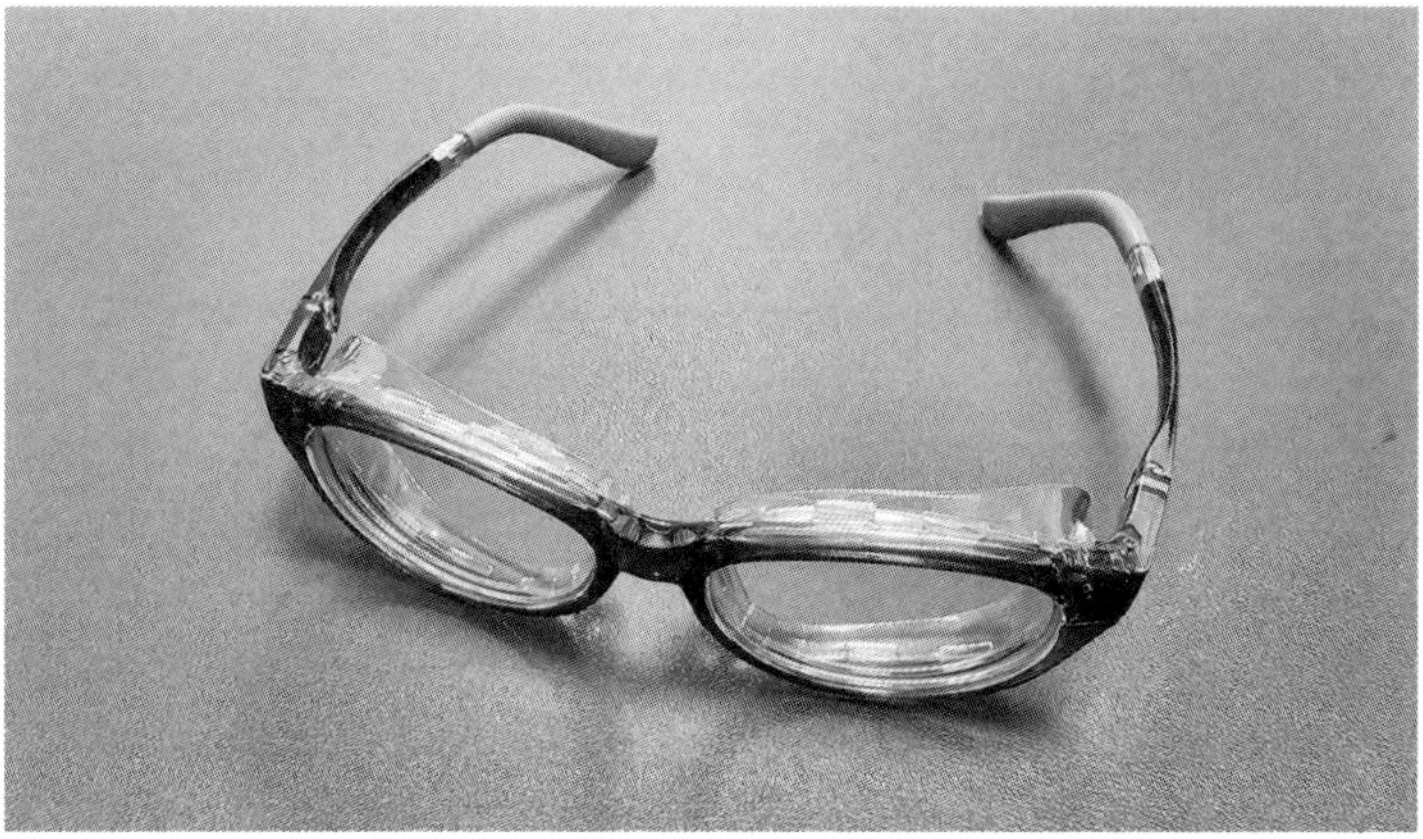

保護メガネ

日常生活での制限の目安

項目	
入浴、洗顔、洗髪など	シャワーは、翌日から可能です。ただし首から下となります。洗顔と洗髪は術後4日経過した頃から可能です。ただし、洗髪は顔をぬらさないように上向きであれば手術翌日から可能です。3日程度は、顔をぬれたタオルで拭き取る程度でとどめておいてください。
家事やデスクワーク	制限は特にありません。 手術当日や翌日は、あまり疲れない程度にしてください。
運転	手術翌日に視力改善を確認できれば可能です。ただし、見え方（特に夜間）が、術前と大きく異なるので慎重に行うようにしてください。
メイク	目の周りのアイメイクは、術後4日から可能です。まつ毛パーマやつけまつ毛エクステは、約2週間～1カ月ほど控えるようにしてください。
運動	ジョギング、ゴルフなどのスポーツは、術後1週間経ってから可能です。水泳などのマリンスポーツに関しては、1カ月ほど控えていただく必要があります。

［術後のケア］抗菌・抗炎症の点眼薬をさし、保護メガネを使用

術後のケアで、最も重要なのは感染予防です。抗菌・抗炎症のための点眼薬が処方されますので、指示どおりにさします。

どんな手術でも感染するリスクは０・０２％から０・０５％とされ、だいたい２０００～５０００人に１人といわれています。感染を防ぐには、術前の減菌とともに、術後の抗菌・抗炎症の点眼が重要なので、忘れずにさします。

同時に、手術後に帰宅するときから、感染予防のために透明の保護メガネをしてもらいます。保護メガネの使い方については、はっきりしたガイドラインはないので、医療機関によって具体的な指示は違いますが、おおむね「術後５日から１週間程度かける」のが基本です。自宅だけにいるなら５日程度でよいのですが、外出する場合は１週間ほどかけるのが目安になります。

目の傷口は、１週間くらいでほぼ完全に閉鎖しますが、強く触れたり押したりすると開く危険性があります。外出したり乗り物に乗ったりして、その危険性がある場所に行くとき

は、目安として1カ月程度は保護メガネをかけることが大事です。特に、人混みで目に人の手が当たったりするような場所に行くときは、必ず保護メガネをかけるようにします。

完全に傷口が開かなくなって安心できるのは、手術後1カ月程度です。

［術後の生活］医療機関で指示された注意を守る

術後の生活上の注意については、医療機関からの指示を守ることが大切です。

一般的な目安を挙げておくと、シャワーは首から下は翌日から可能です。洗顔・洗髪は術後、3～4日後くらいから行えます。それまでは、ぬれタオルで顔を拭く程度にとどめます。なお、洗髪は上を向いて、顔をぬらさないようにするのであれば、手術の翌日から可能です。

洗顔ができない術後4日間くらいはメイクも控えます。洗顔せずにメイク落としを使うとしても、メイクの成分自体が目の傷口に入る恐れがあるので、控えるほうが安心です。

手術の翌日は仕事を休むようにします。デスクワークや軽作業の方は制限はとくにありません。汗をかく仕事や重労働などは、手術後3～4日は休むのが基本です。粉塵のある現場で働く仕事などは1週間くらい控えるほうが安心です。そのうえで、１カ月くらいは保護メガネをかけて仕事をします。

スポーツは、ストレッチ程度なら翌日から可能です。軽いランニングなら3～5日後からできます。サッカーやラグビー、格闘技系のスポーツ、水泳やスキューバダイビング、転倒の恐れがあるスキーなどは、完全に傷口が塞がる1カ月後まで待ちます。

車の運転については、翌日に視界がクリアになり、視力が１・０出たら行っても問題ありません。

術後1年まで定期検査、その後も毎年受診を

術後は、やはり感染が最も怖いので、そのチェックを大きな目的として術後検査を受けます。基本的には、手術の翌日、１週間、１カ月に受け、その後は医療機関によって3カ月、6カ月など、指示された時期に受けます。もし、術後に強い炎症などが起きている場合は、翌日の受診から3日後に再度受診が必要な場合もあります。また、視界がおかしい、痛みがあるなど、何らかの異常を感じたら、定期検診の日程にかかわらず、早急に受診します。で

きるだけ手術を受けた医療機関で受診するのが良いと思います。

術後検診を、「うっかり受けなかった」「間隔が空いてしまった」という場合、まれな例ではありますが、例えば角膜内皮細胞が減ってしまうようなトラブルも起きないとはいえません。何かトラブルが起きても、レンズを外せばもとに戻るのがＩＣＬのメリットですが、それにしても来院して検査をしなければ、その発見や処置も行えないわけです。決められた検診日から１日や２日ずれてもかまいませんが、何年も忘れて受けないというようなことはないよう注意が必要です。なお、半年以後は、目の検診を兼ねて、１年に１度程度は検診を受けると良いです。

第5章

気になるICL手術のリスク——術後に起こり得るトラブルとその対処法

レンズのサイズ違いで交換・調整が必要な場合

ＩＣＬは基本的に安心・安全に行える手術ですが、少数とはいえ、術後にさまざまなトラブルが起こることもあります。知っておきたいトラブルとその対処法について紹介します。

ＩＣＬは、目の中の虹彩と水晶体の間に入れる眼内コンタクトレンズです。ＩＣＬを入れるスペースの大きさには個人差があり、それに合うサイズのレンズを選んで入れる必要があります。ＩＣＬのサイズは、今後増える予定ですが、現在は4種類あり、どれがその人に合うかは、術前検査で詳しく調べて決定します。きちんと術前検査をしていれば、術後にサイズが合っていないということはあまりありませんが、時にはどうしても起こります。ＩＣＬを挿入する場所の大きさよりも小さいレンズを入れてしまった場合、レンズが回る恐れが出てきます。ＩＣＬは、4カ所に足のようについている支持部があり、そこを虹彩の下の毛様溝という溝になった部分に差し込んで安定させます。レンズのサイズがぴったりであれば回ることはあまりないのですが、小さめのレンズを選んでしまうと、支持部を毛様溝に差し込んでも、少しゆるくなって回ってしまう場合があるのです。

といっても、毛様溝は水晶体の周囲にぐるっとあるので、この場合、外れてしまうわけではなく、ただ回るだけです。近視だけのレンズであれば、機能的にまったく問題ありません。透明なレンズなので、本人にも回っていることは分からず、そのまま快適に使えます。

穴のあいていなかった昔のＩＣＬでは、目の中の水である房水の流れが悪くなりやすかったため、小さめのレンズで水晶体に当たる部分ができると、房水の流れが滞り、白内障になるというリスクがありました。血管を持たない水晶体は、房水によって栄養補給され、それによって正常な代謝をして透明性を保っています。そのため、房水の流れが滞ると、水晶体が濁る白内障が発症しやすくなるのです。

しかし、ホールＩＣＬになってからはそういった危険性がほぼなくなりました。「ほぼ」というのは、ホールＩＣＬが厚生労働省に認可されたのは２０１４年で、10年程度しかたっておらず、未知数の部分もあるからです。そのため、リスクがゼロとはいい切れないものの、これまでの観察と研究では、ほとんど問題ないといわれています。

ただ、乱視矯正の入っているＩＣＬの場合は話が別です。乱視用のレンズは、決まった軸に合わせて固定しなければ、矯正効果を発揮しません。レンズが回れば、矯正効果がなくなるどころか、かえって乱視がひどくなることもあります。

そのため、乱視のレンズが小さ過ぎて回ってしまう場合は、取り出して合うサイズのレンズと取り替えなければなりません。再手術になりますので、手術を受けた医療機関で詳しい説明を受けることが大事です。

一方、レンズが大き過ぎる場合は、近視でも乱視でも問題が出てきます。レンズが大き過ぎると房水の流れが妨げられて眼圧が上がってしまうからです。一時的に眼圧が上がっても、すぐに必要な処理をして眼圧を下げれば問題ありませんが、放置すれば高い眼圧で視神経が傷つき、緑内障を起こすことになります。あまりにも大き過ぎるレンズが目に入っている場合は、周辺の組織をグッと押すことになるので、痛みが出たり、ピント合わせがしづらくなったりという症状も起きてきます。大き過ぎるレンズを入れた場合は、危険なことやさまざまな不都合が起きてきますので、早急に正しいサイズのレンズに入れ替える再手術が必要です。

サイズの不適合があれば、術後の検査で分かります。眼圧の高さなどから、サイズの不適合が判明する場合もありますが、多くの場合は細隙灯顕微鏡という眼科の検査機で目の状態を見ることで判明します。細隙灯顕微鏡は、目に帯状の光を当て、拡大鏡で目の組織を観察する検査機です。眼科では「スリット」とも呼ばれ、患者にとってはちょっとまぶしいのですが、多くの情報が得られる検査です。術後検査のとき、この検査機で目の状態を見れば、レンズが大き過ぎて盛り上がっているとか、小さ過ぎて水晶体にくっついた状態になっているなどということがすぐ分かるのです。

したがって、サイズ不適合があれば、翌日の術後検査などで発見されるはずですが、患者が術後検査に来てくれなければ、それもままなりません。ですから、術後の検査は必ずきちんと受けることが大事です。

同時に、患者自身も、もし痛みを感じるとか、ピントが合っていないといった症状に気づいたら、そのままにしないで、すぐ手術を受けた医療機関に行くことが大事です。

なお、ICLを行う眼科医にとって、レンズのサイズ選びは特に神経を使う部分です。度数が合っていて、手術がうまくいっても、サイズが合わなければ危険を招いたり、患者に不快な思いをさせたりすることになるからです。

ICLは、何かあれば取り出せるものではありますが、入れる手術よりも取り出す手術のほうが大変で、患者にも負担をかけることになります。私たち眼科医としてもできるだけ再手術は避けたいため、術前のサイズ決定には慎重を期しています。

ICLの術前検査で活躍する前眼部OCTという検査機に、現在では、適合するレンズサイズが表示されるようになっています。目を測ると、「この人の目にはこのサイズが適切」という情報のほか、「このレンズを入れたらこういう状態になる」といったシミュレーションもできるようになっているので、術前に詳しく検討でき、正確なICL手術には必須の検査になっています。

そういう方法を駆使して、術前にしっかり検査することがたいへん重要で、術後のサイズ不適合を防ぐためにも大切です。患者としては、どのくらい慎重にサイズを調べているかは分かりにくいと思いますが、少なくとも短時間の検査で簡単にサイズを決定するような医療機関には「注意が必要」という感覚は持っておいてほしいと思います。

レンズの度数がずれた場合

サイズの不適合のほかに、これも全体から見ると多くはありませんが、レンズの度数ずれという問題が出ることがあります。これには、矯正の仕方が不足している「低矯正」の場合と、過度に矯正してしまう「過矯正」の場合とがあります。

ＩＣＬは、多くの場合、近視を矯正するために使いますが、その近視が残ってしまうのが低矯正です。目的とする矯正効果が十分に得られないため、患者は見えづらい状態になります。

ただし、40代以降の老眼が始まる年代の人では、老眼になって近くが見づらくなることを緩和するために、わざと完全に近視を矯正しないで、ゆるめに矯正する方法もあります。これを計画的低矯正といいます。

ＩＣＬで近視を完全に矯正すると、遠くを見るには便利になりますが、その状態で老眼が進んだ場合、近くが見づらくなります。近視の人は近くには裸眼でピントが合うので、老眼が進んだときには、メガネを外せば近くが見やすいという便利さがあります。その便利さをＩＣＬによって手放すことになるのです。

そこで、近視を完全には矯正しないで、ゆるめに矯正し、近くもある程度は見えるようにしておくのが計画的低矯正です。どの程度にゆるく矯正するかは、術前検査で医師とよく相談し、シミュレーションもして決める必要があります。

低矯正といっても、この場合は患者の希望に合わせて、ある程度は遠くも近くも見えるようにするという目的で行うことなので、術後の結果に本人が満足していればもちろん問題ありません。

問題になるのは、目的としていた視力が出ないで、患者が不満に感じる場合です。術前検査で、正確に度数を検査し、それに合わせたレンズを使えば、そうなることはまずないのですが、中には術前検査が不十分だったり、患者の目の状態が変化していて度数ずれが起こったりする場合もあります。その場合は、正しい度数のレンズに入れ替えるしかありません。

絶対避けたい過矯正

低矯正とは逆に、矯正し過ぎるのが過矯正です。視力2・0などになり、よく見えてよさそうに思えても、過矯正は目が疲れるなどの弊害を生みます。

近視を矯正し過ぎると、遠視と同じ状態になります。遠視というと、「自然な状態で遠くがよく見える」というように誤解されがちですが、実は遠視は、遠くを見るときも近くを見るときも目の調節力を使わないといけない状態です。

目の調節力とは、レンズ役をしている水晶体が、近くを見るときは厚くなり、遠くを見るときは薄くなってピントを調節する力のことです。水晶体の厚みを変える役目は、周囲にあるリング状の筋肉である毛様体筋が担っています。本来なら、毛様体筋がゆるめば水晶体が薄くなって遠くが見え、毛様体筋が緊張すれば水晶体が厚くなって近くが見えます。遠くを見ているときには毛様体筋がリラックスしている状態なので、「目を休めるには遠くを見ましょう」とよくいわれるわけです。

しかし、遠視の場合は、自然にしていたらどの距離でも網膜より奥にピントが合ってしまいます。遠くを見る時にも、ピントを前に持ってくるために毛様体筋が緊張し、近くを見るときには、よりいっそう緊張を強いられるのです。

ＩＣＬで近視を過矯正すると、そうした遠視と同じ状態になるので、たいへん目が疲れやすくなります。「強過ぎる度のメガネをかけた状態」を想像してもらうと、どれほど目が疲れるか分かると思います。

過矯正の状態が続くと、目が疲れるだけでなく、頭が痛くなったり、吐き気がしてきたりすることもあります。過矯正の問題は、レーシックが全盛期の頃にクローズアップされたことがありました。術後の視力「２・０」などとうたって注目を集めていた医院がありましたが、その施術を受けた人たちはほとんど過矯正だったのです。

レーシックと違って、ＩＣＬの場合は交換できるのがよいところです。意図しない低矯正と同じく、過矯正になってしまったときも、レンズを取り出して適切な度数のレンズと交換します。

いうまでもなく、本来は低矯正にも過矯正にもならずに、最初から正しい度数のレンズを入れるのがベストです。そのためには、検査の正確さや、複数回行うなどの慎重さが大切なのはもちろんですが、もう一つ注意したいことがあります。

それは、術前検査を受ける前に、所定の期間、コンタクトレンズを外しておくということです。コンタクトレンズを装着していると、その形に沿って角膜が一時的に変化していま す。つまり、角膜にコンタクトレンズの痕がついているので、そのまま検査すると、正しい度数が測れません。コンタクトレンズを外した状態で一定期間過ごし、痕が消えてから検査をすることが大切です。どのくらいの期間外しておくかという指示は、医療機関によっても違いますが、できれば通常のソフトコンタクトレンズで1週間、乱視付きのコンタクトレンズなら2週間、ハードコンタクトレンズは特に痕がつきやすく、なかなか取れないので3週間くらい外しておくと安心です。

術後検査では、毎回視力を測るので、こうした低矯正・過矯正の問題はすぐ分かりますが、それ以前に患者自身の自覚症状としても現れます。

低矯正であれば、自分が必要な度数より弱いメガネやコンタクトレンズをしているのと同じなので、遠くが見えづらくなりますし、過矯正なら、遠くはよく見える一方で、「目が疲れる・重い、頭が痛い」などの症状が出てきます。

度数ずれは、極力ゼロに近づけるべきですが、どうしてもまれには起こります。そういうこともあり得ると知っておいて、思い当たる症状があれば、早めに手術を受けた医療機関で相談することが大事です。

ハロー現象が気になる場合

ハローとは、夜、車のライトや街灯などを見ると、光の周囲に輪がかかったように見える現象です。レンズの中で光が乱反射するために起こる現象で、どんな屈折矯正手術でも起こり得ます。

ＩＣＬは、レーシックよりはハローの出方が軽いといわれていますが、人によって程度の差はあれ、ＩＣＬの手術後はハローを必ず感じます。ハローで見える光の輪が、さらに広がってにじみ、まぶしく見える現象をグレアといいますが、ＩＣＬではグレアが出ることは少なく、問題になるとすればハローです。

ＩＣＬによるハローへのいちばんの対策は、「手術後にはそういう現象が起こる」と知っておくことです。そうすれば、術後、夜に光を見て輪がかかったように見えたとき、「これがハローか」と冷静にとらえることができます。

人は、知らなかったものが急に現れると動揺し、不安感や不快感を持つものです。ですから術前に、主治医やスタッフからよく話を聞いて理解しておくことが大切です。特に、夜に運転することが多い人や、瞳が大きい人は、ハローが気になることが多いので、そのことも知っておくとよいと思います。

話をされていなかったり、されてもよく聞いていなかったりすると、「手術前にはなかったものが見えるようになった」「この見え方は気持ち悪い」などと感じて、納得いかないということになりがちです。

ハローは、最初から「見えるけれども気にならない」という人も多いのですが、手術の直後は強いと感じた人も、1カ月、2カ月、3カ月と時間がたつごとに慣れて気にならなくなっていきます。手術後は「けっこうハローが強いです」と言っていた人でも、1カ月後の検査くらいには「もう気になりません」「慣れました」ということが多いのです。

夜に運転する人で、最初は気にしていた人でも、たいていは「気にせず運転できるようになりました」というようになります。このように、慣れて気にならなくなっていくということも、持っておきたい予備知識です。

それでも、ごくまれには、「どうしてもハローが気になる」という人がいます。同じ光でも、ぜんぜんまぶしく感じない人もいれば、非常にまぶしく感じる人もいますので、これは感受性の問題です。光に対する感受性が強いと、ハローが気になってしかたないという状態になる場合があるのです。

その場合は、ＩＣＬを外す再手術を行うことになります。レンズを外せば、ハローは見えなくなります。目安としては、１〜３カ月程度様子を見て、どうしても気になるという場合は、主治医に相談することが大事です。やはり、せっかく入れたＩＣＬを取り出すのは患者も避けたいと思いますので、術前から光に過敏な方は主治医に相談されたほうがよいと思います。

乱視矯正ICLの落とし穴

近視用のＩＣＬでは、レンズが小さめで回転したとしても、問題なく使えます。乱視の場合は、レンズの軸（向き）を合わせて使わなければならないので、回転するのは大きな問題です。

レンズが小さめなことがその原因になっている場合もありますが、中には、レンズはジャストサイズなのに、なぜか回転してしまうケースがあります。その原因は、今のところ、まだよく分かっていませんが、次のように推測されています。

一般にはあまり知られていませんが、人の目は縦横が同じ長さではなく、横よりも縦の長

縦の長さが横の長さより長いため回転しやすい

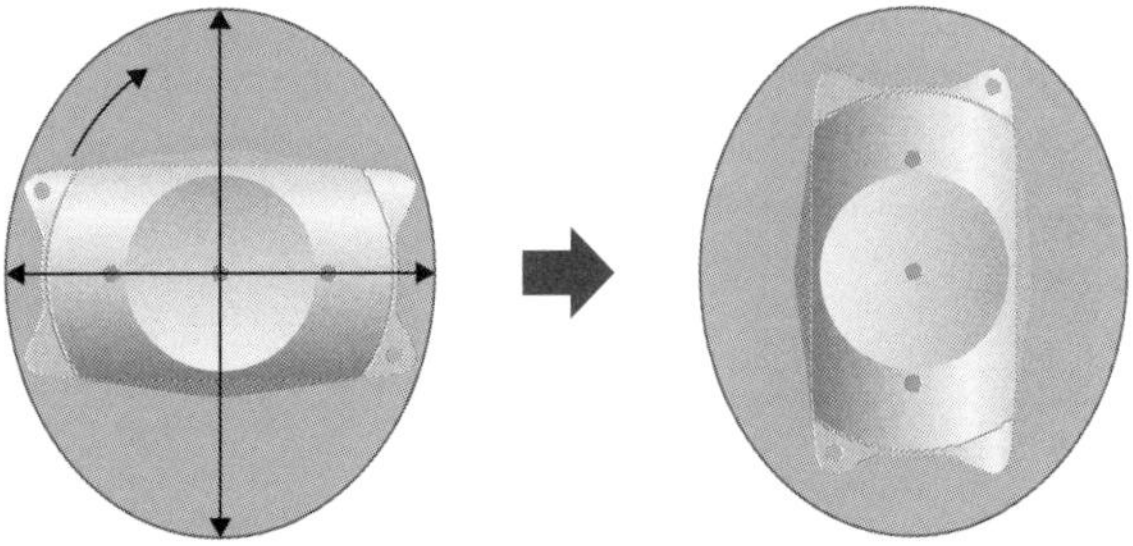

さの方がわずかに長くなっています。正面から見たとき、ほとんど正円に見えますが、実際には、ほぼ正円に近いけれども、わずかに縦のほうが長い楕円形なのです。また、縦と横のサイズがどのくらい違うかには個人差がありま す。

ＩＣＬは、支持部を含めると長方形に近い形をしていま す。現在、これを横向きの位置に入れるのが一般的です。このポジショニングには、ホールＩＣＬが登場するまで、房水の流れを保持するために虹彩の上部をわずかに切開していたことが関係しています。その時代には、ＩＣＬを縦に入れると虹彩にあけた房水の通路を塞ぐことになるので、塞がないように横に入れるのがスタンダードな方法だったのです。

ホールＩＣＬが開発されてからは、虹彩を切開する必要がなくなり、必ずしも横向きに入れなくてもよくなりましたが、今も慣例として多くの場合は横向きに入れています。しかし、基本的に、ものは広いほうに行こうとする性質があります。

人の目は縦のサイズのほうが長いので、手術をしてからしばらくは落ち着いていたとしても、やがて縦向きに移動しやすくなり、レンズが回転するのではないかと考えられています。

目の横のサイズと縦のサイズの差が大きい人ほど、より回転しやすいのではないかとも考えられます。

このような推論が出てきたことから、最初から乱視用のレンズを縦向きに入れる想定で設計し、縦に入れることで回転が防げるのではないかといわれています。実際に、縦向きに入れるケースも増えてきており、最近のトピックの一つになっています。

実際に回ってしまった乱視用のレンズに対してどうするかというと、おもに３つの方法があります。

まずは、せっかく入れたレンズなので、それをもとの位置に戻して引き続き使うという方法を試します。整復手術と呼ばれる方法で、レンズを入れたときのように角膜をわずかに切開し、そこから棒状の器具を差し込んで、レンズの位置を元に戻します。

一度の整復手術で、正しい位置に落ち着くこともあり、それがいちばんよいのですが、どうしてもまた回るというケースが出てきます。

その場合は、ワンサイズ大きなレンズを用意して入れ替え手術を行ったり、もしくは縦向きに入れる想定で乱視用のレンズを作り直して入れたりします。

なお、目は縦のサイズが横よりわずかに大きいということを利用すれば、乱視の入っていない近視だけのレンズについては、大きさの微調整にも利用できます。

例えば横向きに入れたレンズが大き過ぎた場合には、縦に回すと、縦のほうがわずかに長いので、ちょうどよく落ち着くことがあります。ですから、乱視なしのレンズなら、あえて横に入れておいて、あとで大き過ぎたら縦に回すという考え方もあり、最近は注目されるようになってきています。

知っておきたいICL手術のリスク

ICL手術後は、何らかの原因から房水の流れが滞ることによって白内障が起こることがあります。水晶体は、房水によって栄養補給を受けて透明性を保っているため、房水の流れが滞ると白濁しやすくなるのです。

もっともこれは、ホールＩＣＬになった現在ではほとんど見られなくなっています。しかし、ゼロではありませんので、こういうことも起こり得ると知っておくことは大切です。

ＩＣＬ手術の影響で白内障が起きた場合、その程度がひどければ、ＩＣＬを取り外したうえで通常の白内障治療を行うことになります。白内障治療は、白濁した水晶体を取り除き、水晶体の代わりになる眼内レンズを挿入することによって行います。

その眼内レンズで、近視や乱視などの矯正もできますので、ＩＣＬを取り外しても、もともとの目的である屈折矯正は、白内障治療を通じて行えます。

ＩＣＬ手術の影響で白内障を起こすケースは、50歳前後など、年齢的に白内障の傾向が出始める年代に多く見られます。

また、そもそも近視の人、とくに強度近視の人は、緑内障などと並んで白内障を起こすリスクが高いものです。ＩＣＬ手術後に起きた白内障が、ＩＣＬの影響なのか、もともとの近視の影響を強く受けて起きたものか、完全には区別しにくいのが実状です。

ただ、40～50代の人では、少しずつ進み始めた白内障を、ＩＣＬ手術が促進させるという側面はあると思われます。年齢とともに、水晶体の代謝が落ちていき、刺激にも弱くなってくるので、そこにＩＣＬ手術という刺激が加わると、白内障を助長するということが十分考えられます。

このことを踏まえると、特に40~50代でICLを受けた場合には、白内障の進行を促す恐れもあると知っておくことが大切です。ICL手術を受けるかどうか、いつ受けるかは、そのことも考慮しながら判断する必要があります。

多少、白内障の進行を早めたとしても、現在、ICLで良好な視界を手に入れたいというのも一つの考え方です。逆に、白内障を進めるリスクまでは冒したくないという人なら、いずれ白内障治療を行うときまで待って、近視や乱視の治療を兼ねる方法もあります。リスクと必要性を比べ合わせて判断することが大切です。

挿入したICLによって房水の流れが妨げられると、眼圧が上昇するリスクもあります。ホールICLになってからは、そのリスクが大幅に減りました。眼圧が上がる場合も、上がり方は昔のICLほど急激ではありませんが、やはり時折は見られます。

眼圧上昇のリスクが最も高いのは手術の当日です。そこで、多くの医療機関では、手術当日は眼圧が上がるのを防ぐ飲み薬を処方します。

通常は、当日だけ薬を飲めば、翌日からは薬を飲まなくても正常な眼圧が保たれ、眼圧に関する処置は必要なくなります。一般的には、「手術を受けた当日だけ眼圧上昇に注意」ということを知っておけばよいと思います。

レンズのサイズ不適合で、かなり大きなレンズが入っているときなどに、引き続き眼圧の上昇が見られる場合はありますが、これも普通は検査で発見されて治療が行われます。ですから、眼圧上昇に関しては、術後検査さえきちんと受けていれば心配ありません。

十分な注意が必要な眼内炎

すべての手術は、手術中の細菌感染のリスクがあります。特にＩＣＬの場合は目の中の手術ですので、細菌感染のリスクを減らすために、室内の微粒子などを一定の規準以下にしたクリーンルームで施術することが必須とされています。手術を行う医師やスタッフも、いうまでもなく衛生面に神経を使っています。

それでも、まれには細菌感染が起こり、感染性眼内炎と呼ばれる状態になることがあります。確率的には５０００に１例程度といわれています。感染性眼内炎になると、目の痛み、視力低下などが起こります。

目の奥のほうには、ゼリー状の硝子体という組織があります。万一、硝子体まで細菌感染が及ぶと重症になりますが、ＩＣＬ手術では、そこまで感染が及ぶことはまれです。

硝子体と目の前方とは水晶体で区切られたような形になっています。ICL手術の場合、水晶体を取り除く白内障手術とは違って、水晶体がある状態で手術を行うため、水晶体に遮られて、硝子体まで感染が及ぶことはほとんどないのです。とはいえ、感染には十分な注意が必要で、もし起こったときには適切かつ迅速な対応が求められます。

ICL手術後に感染性眼内炎が起きたときには、抗菌剤などを投与するとともに、ICLを取り出し、感染が起きた目の前のほうを洗って細菌を取り除きます。その後、感染が収束してから元通りにICLを挿入します。ほとんどはこの治療で回復し、以後は問題なく引き続きICLを使うことができます。

非常にまれなケースとして、目の奥の硝子体まで感染が及ぶケースもあります。その場合は、限られた医療機関でしか行えない硝子体手術が必要になります。

術後の感染性眼内炎は、手術中に感染した細菌が徐々に増えていって起こりますので、細菌がまだそれほど増えていない早めの時期に対処することが重要です。術後の検診をきちんと受けるとともに、目の痛み、視力低下などの症状に気づいたら、すぐ受診することが大事です。

感染性眼内炎は細菌感染によって起こるものですが、細菌感染は見られないのに起こる眼内炎があります。これを無菌性眼内炎と呼びます。英名の頭文字をとってＴＡＳＳ（タス）（Toxic Anterior Segment Syndrome）と呼ばれることもあります。

細菌感染がないのに、なぜ炎症が起きるかというと、ＩＣＬ手術時の刺激に体が過剰に反応するためといわれています。

症状としては、感染性眼内炎のような目の痛みなどは少なく、かすみ目や軽い視力低下、充血などが見られます。

炎症をとる効果をもつステロイド薬の内服や点眼、場合によっては点滴を行います。通常は、これらの治療で回復し、以後も問題なくＩＣＬを使うことができます。

術後に、感染性眼内炎や無菌性眼内炎が見られた場合は、通常の術後検査の日以外にも来院してもらって経過を見ることがあります。医師の指示どおりに受診することが大事です。

事前の適応診断が重要な角膜内皮細胞減少

角膜がその透明性と硬さ、形状を保つために、一定数以上、必要なのが角膜内皮細胞です。必要な数を下回ると、角膜の機能が維持できなくなり、重大な視機能の障害を招きます。

角膜内皮細胞は、どんな手術であれ、目のなかの手術をすると減少します。もちろんＩＣＬ手術によってもある程度は減ります。

多くの人は角膜内皮細胞の数に十分な余裕があり、手術で減っても問題になることはありません。しかし、もともと体質的に少ない人もおり、また、加齢や長期間のコンタクトレンズ装用、これまでに受けた目の手術などで角膜内皮細胞が減っている人では、ＩＣＬ手術による減少が深刻な影響を及ぼす恐れもあります。

そこで、術前検査で角膜内皮細胞の数をしっかり確認し、目安になる数以下であれば、ＩＣＬ手術は行いません。角膜内皮細胞の正常値はおおむね２５００～３０００個／㎟とされ、２０００個／㎟以下になると危険とされています。

年齢によっても異なり21～25歳では２８００個／㎟、26～30歳では２６５０個／㎟、31～35歳では２４００個／㎟、36～40歳では２２００個／㎟を目安とし、それ以下ではＩＣＬ手術をしないという考え方もあります。

実は眼内コンタクトレンズには、ＩＣＬ以外にもさまざまなタイプがあり、過去には虹彩の前の前房という部分に入れるタイプが主流だった時代もありました。

しかし、それらのレンズの多くは、挿入すると角膜内皮細胞がどんどん減っていくことが分かってすたれていきました。手術中に減るだけではなく、挿入してからもずっと、角膜内皮細胞が減っていくことが分かって使われなくなっていったのです。

ＩＣＬは、眼内コンタクトレンズのなかでは、手術中に一時的に角膜内皮細胞が減るだけで、以後はほとんど細胞数が変わらないといわれています。

ＩＣＬにはさまざまなメリットがありますが、手術以後は角膜内皮細胞を減らさないということも大きなメリットで、それゆえに多くの眼内コンタクトレンズのなかで生き残ったともいえます。

したがって、ＩＣＬでは、手術に伴って角膜内皮細胞が減るのは確かですが、それ以後の減少についてはあまり心配いりません。それよりも、術前検査で角膜内皮細胞のレベルをしっかりチェックしてもらい、手術で減っても大丈夫であることを確認しておくことが重要です。

外傷によるレンズの脱臼

手術後のリスクとして、やや特殊ですが、外傷によってレンズがずれてしまうこともあります。医学的には、これをレンズの脱臼と呼びます。

ＩＣＬは、いったん挿入すると裸眼感覚で快適に使えますので、術後、何カ月かたつ頃には、普段は手術したこともすっかり忘れてスポーツなどを楽しむようになります。

若い人が多く受ける手術で、アクティブな年代でもあるので当然ですし、もともとそれができるのがＩＣＬの利点なのですが、時には激しいスポーツなどで人のひじやボールなどが目に当たり、レンズがずれてしまうことがあるのです。

典型的なのは、虹彩の下に収めてあるＩＣＬが、虹彩の上に飛び出てしまうケースです。

これに対しては、ＩＣＬを元の位置に戻す整復手術を行います。ＩＣＬを挿入したときと同じような手順で角膜の端をわずかに切開し、そこから棒状の医療器具を入れてレンズを元の位置に収めます。

レンズの脱臼が起きたら、患者自身は見えづらくなったことが分かりますので、すぐにＩＣＬ手術を受けた医療機関を受診することが大事です。

ICL手術後も近視の合併症には注意が必要

一昔前は、「近視はメガネやコンタクトレンズで矯正さえすれば何も問題はない」といわれていました。ところが近年、近視そのものにさまざまなリスクがあることが分かってきました。

近視、とくに強度近視があると、近視がない人や軽度近視の人に比べて、白内障、緑内障、網膜剥離、黄斑疾患などを起こす危険性がかなり高いことが分かってきたのです。

デジタルデバイスの急激な普及も背景として、ＷＨＯは２０１９年に、眼疾患に関する世界規模の調査結果を発表しました。そのなかで近視を、公衆衛生上の危機と位置づけています。

オーストラリアの研究機関は、２０５０年には世界の人口の約半数に当たる約50億人が近視になり、９億人以上が強度近視となって失明リスクにさらされると試算し、近視パンデミックという言葉まで生まれています。

ＩＣＬは、すぐれた近視矯正法ですが、忘れてはいけないのはＩＣＬで近視そのものが治るわけではないということです。

ＩＣＬ手術を受けると、裸眼感覚で快適にすごせるようになるため、まるで近視そのものが治ったかのような錯覚に陥って油断しやすくなります。もちろん、屈折矯正という意味で生活上は治ったともいえるのですが、近視に伴うさまざまな病気のリスクまでが消えるわけではありません。ＩＣＬ手術後は、そのことを忘れないようにして、定期検診などはきちんと受けてほしいと思います。

これまでの研究で、近視の程度が強くなるほど、さまざまな目の病気のリスクが高まることが分かっています。一般に、1〜3ジオプター を軽度近視、3〜6ジオプターを中等度近視、6ジオプター以上を強度近視といいます。

例えば、軽度近視でも白内障のリスクは2倍、緑内障のリスクは4倍にもなるといわれています。それが強度近視になると、それぞれ5倍、14倍へとリスクがはね上がります。

近視の人は白内障が早く進みやすい傾向もあります。強度近視の人が進みやすい白内障のタイプは、水晶体の中心部から濁っていく核白内障というタイプです。この白内障では、初期にますます近視が進むという症状もありますが、ＩＣＬ手術後近視がどんどんまた進んでしまう状況の場合、ひょっとしたら白内障の初期かもしれません。

強度近視があると、視神経の中でも重要な部分が眼圧の影響を受けやすくなったり、神経

近視度数と眼疾患のオッズ比（かかりやすさ）

近視度数	白内障	緑内障	網膜剥離	近視性黄斑症
軽度近視（-1 to -3 D）	2倍	4倍	3倍	2倍
中等度近視（-3 to -6 D）	3倍	4倍	9倍	10倍
強度近視（> -6 D）	5倍	14倍	22倍	41倍

D＝屈折度数

出典：Flitcrfot DI.Prog Retin Ete Res. 2012をもとに作成

線維が減りやすくなったりするため、緑内障になりやすく、進みやすいといわれています。緑内障は、自覚症状が出始めたときには、すでにかなり進んでいることが多いので、早期発見するには眼科の定期検診を受けることが大切です。

現在、緑内障は早く発見すれば、進行を抑える点眼薬を使うことで悪化を防ぐことができます。いったん進んだら、もとには戻せないので、早期発見と適切な治療が重要です。

ほかにも、網膜剥離のリスクは、軽度近視で３倍、中等度近視で９倍、強度近視では22倍にもなることが分かっています。

網膜は、眼球の奥で見たものの像を映し出すスクリーンの役目をしている膜ですが、それがはがれてしまうのが網膜剥離です。

近視は、基本的に眼軸長、つまり眼球の奥行きが長くなることで起こります。特に強度近視の人は、そうした眼球の変化が大きいので、網膜が引っ張られて薄くなりやすく、網膜剥離を起こしやすくなると考えられています。

また、近視の人に特有の病気として、近視性黄斑症というものがあります。これは、網膜の中にあってものを見るために重要な役目をしている黄斑という部分が変性するもので、高齢者に起こる加齢黄斑変性という病気とほぼ同じような病変が、年齢に関わりなく起こるものです。

近視性黄斑症のリスクは、近視がない人に比べて、軽度近視で2倍、中等度近視で10倍、強度近視では41倍にもなるといわれています。

以上の病気のうち、白内障以外は進行すると失明の危険もあります。視力をよくするためのＩＣＬ手術を受けたことで、油断してこれらの病気の発見が遅れるようなことがあれば、たいへん残念なことで本末転倒ともいえます。

ＩＣＬで視力がよくなっても、近視に伴う病気のリスクには変わりないことを認識しておき、年に一度程度の眼科検診を受けることが大事です。

術後、年数が経ってから こんな目の病気になっても大丈夫？

ＩＣＬは目の中にレンズを入れる屈折矯正法なので、「将来、目の手術が必要な病気になったとき、問題なく手術が受けられるのだろうか」「ＩＣＬがあることで、病気の検査や治療に支障が生じることはないのだろうか」と、気になる人もいると思います。

日頃、ＩＣＬ手術を行っているなかでも、多くの患者から聞かれる質問です。将来、起こるかもしれない代表的な病気とＩＣＬとの関係は以下のとおりです。

まず白内障に関しては、ＩＣＬ手術を受けていても問題なく治療を受けることができます。その場合の手順としては、まずＩＣＬを摘出してから、濁った水晶体を取り除き、水晶体の代わりになる眼内レンズを入れます。

ＩＣＬを取り除くこと以外は、通常の白内障手術の手順と同じです。白内障の手術前の検査でも、ＩＣＬが入っているからといって、特別な配慮が必要になったり、支障が生じたりすることはありません。

ちなみにレーシックを受けている人では、白内障手術前の検査の際に特別な検査を追加したり、配慮が必要になったりすることがあります。レーシックを受けると角膜の形状が変化するため、白内障治療に使う眼内レンズの度数を決めるときに誤差が大きくなりやすいからです。この場合、レーシックを受けた人用の特別な計算式で度数を計算しなければなりません。ＩＣＬの場合は、角膜の形状を変えるわけではないので、こうした特別な検査などは必要ありません。

緑内障治療に関しても、ＩＣＬ手術を受けているからと、特に問題や支障が生じることはありません。緑内障が発見されたら、まずは進行を抑える点眼薬を使い始めます。この点眼薬による治療についても、とくにＩＣＬが阻害要因になることはありません。

緑内障が進行した場合には、眼圧を下げるための緑内障の手術が必要になるケースもあります。そうなれば、緑内障の手術の前にＩＣＬを取り出さなければなりませんが、その場合でも、摘出しさえすれば支障なく手術を受けることができます。

このほか、網膜剥離や加齢黄斑変性などの治療に関しても、ＩＣＬ手術を受けたあとも問題なく行えます。

以上のように、ＩＣＬは目の病気の検査や治療を行うときに、問題になることはまずありません。その点でも安心して選択できる屈折矯正法といえます。

第6章

視力の向上が日々の生活を一変させる
視力矯正手術のスタンダードとなる
ＩＣＬの未来像

視力の向上が生活の質を上げる

人が外部から情報を取り込むルートは、視覚から83%、聴覚から11%、嗅覚から3・5%、触覚から1・5%、味覚から1%という研究結果があります（産業教育機器システム便覧1972）。私たちは情報の8割以上を目から得ているわけです。

視力の低下は、単に見えづらくて不快・不便というだけでなく、情報の取り込みを低下させるという重大な影響があるのです。

最近では、視力低下がうつ症状や不安障害、睡眠障害などに影響するという研究結果も出ています。高齢者の場合、視力良好な人に比べ、矯正視力が0・7未満の人では、認知症が疑われる症状の発症が2・6倍になるという報告もあります（奈良県立医科大学の研究）。

病気との関連を見るまでもなく、視力が低下した状態から、良好な視力を取り戻すことができれば、生活の質が高まることはすぐに分かると思います。しかも、さまざまな制約があって不便なメガネやコンタクトレンズを使わずに、クリアな視界が手に入るＩＣＬは、生活の質を大きく高めることができる屈折矯正法です。

認知症（疑い）の割合

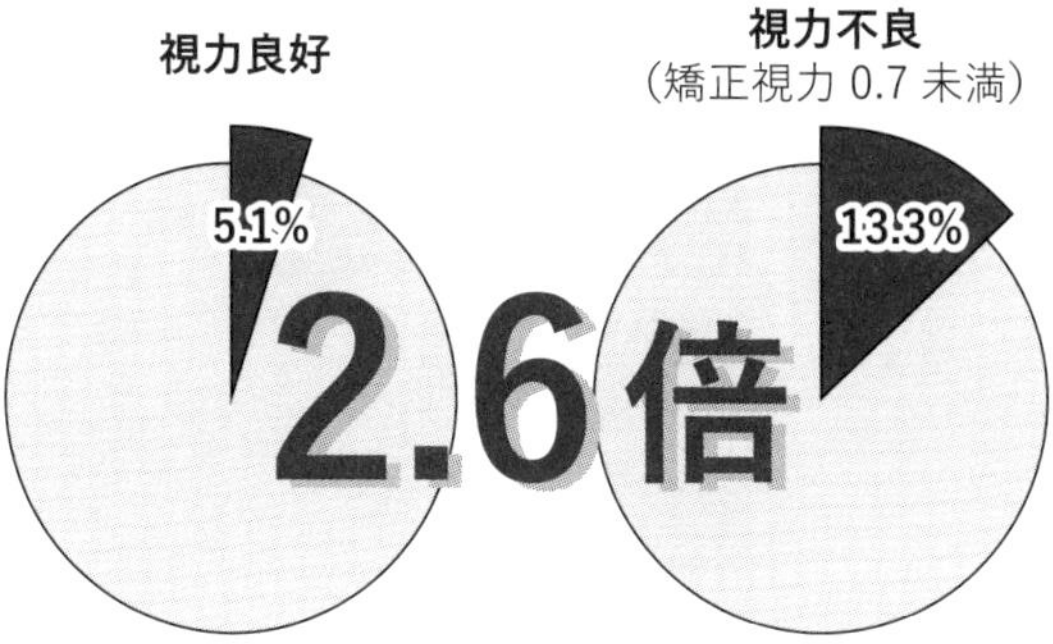

実際にICLを挿入した経験者が、どんな感想を抱いているか、参考になるデータがあります。ICLに関する正しい情報を広めるために立ち上げられた「みんなのICL」というサイトで公開されているICLに関するアンケート結果です。そのなかから一部を紹介します。

現在、公開されているアンケート結果の回答者は257人で、男性が４割、女性が６割、集計時期は2020年４月13日～2024年３月17日です。年代は20代が38％、30代が51％、40代が９％、50代が２％となっています。

ICLを受けようと思った理由（複数回答）は、「メガネやコンタクトレンズがわずらわしい」が圧倒的な１位で92％を占め、次いで「災害時に裸眼で見えないと不安」が60％、「メガネは、見た目が良くない」「コンタクトレンズのケアが面倒」「仕事や趣味で不便なため」と続きます。

ICLを受けた理由　※複数回答

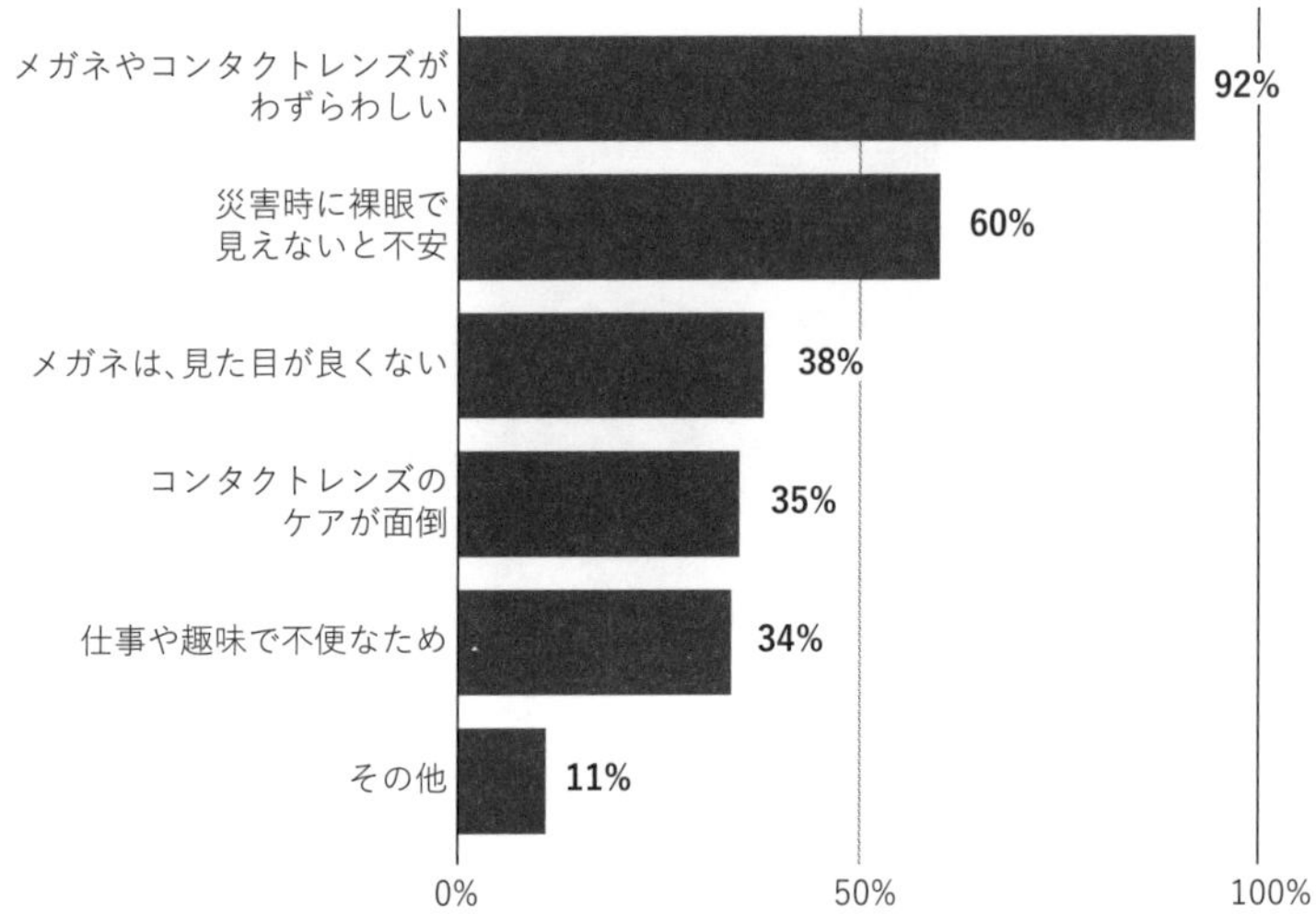

ほかにも、「ドライアイが酷かった」「コンタクトレンズを装着すると、アレルギーを起こす」「日々の生活で不便なため」「荷物を減らしたかった」「途上国で住むため」「早めに済ませた方が後々楽だと思ったから」「片目だけ視力が悪く、コンタクトをつけるのが嫌だった」「長年コンタクトの費用がかさむため」など、さまざまな理由が寄せられています。

ＩＣＬだからこそ解決できる問題が多く、もともと潜在的なニーズが強かったことがうかがわれます。

術後の見え方について、日中の見え方には「とても満足」が71％、「満足」が27％で合わせて98％、「普通」が2％、「不満」と「とても不満」はいずれも0％となって

ICLを受けて良かったと思うこと

※複数回答

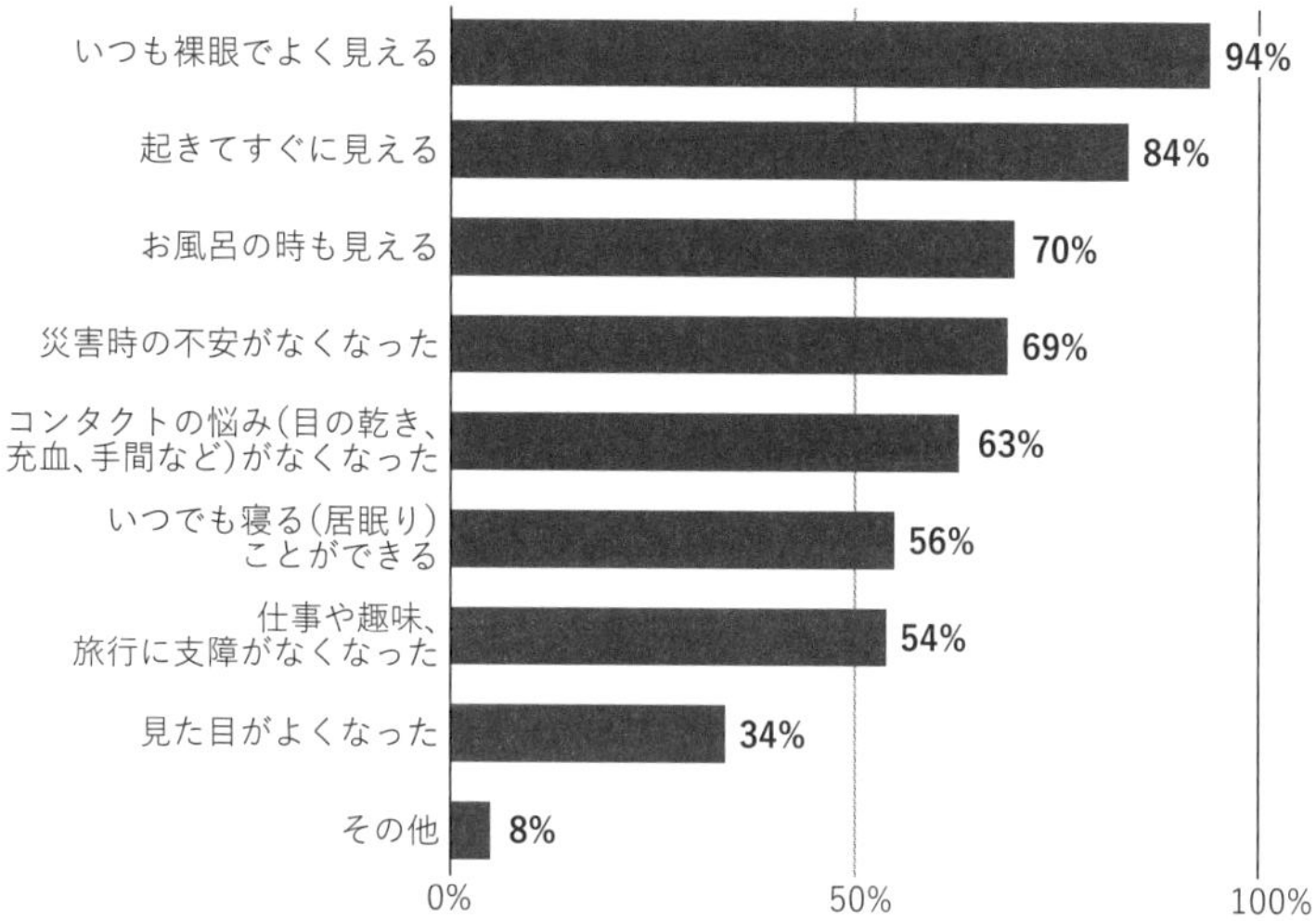

います。

夜間の見え方は、「とても満足」が45％、「満足」が46％で合わせて91％、「普通」が8％、「不満」が0・8％、「とても不満」は0％となっています。夜間に気になることとしては、光の輪（ハロー）が79％、まぶしさが17％のほか、ぼやける、疲れるなどが挙がっています。

ICLを受けて良かったと思うことについては、「いつも裸眼でよく見える」が94％でトップ、「起きてすぐに見える」が84％、「お風呂の時も見える」が70％、「災害時の不安がなくなった」が69％で、ほかに、「コンタクトの悩み（目の乾き、充血、手間など）がなくなった」「いつでも寝る（居眠り）ことができる」「仕事や趣味、旅行に支障がなくなった」など、経験者ならではの感想が並んでいます。

ＩＣＬのメリット、デメリット、注意点などについては、このようなリアルな声も参考になると思います。

ICL術者のこだわり&印象的な症例

ここからは、本書の著者、ICLインストラクターである5人の各ドクターが、ICLに関する自分のこだわりと、これまでに経験した印象的な症例について語ります。

Dr.柴のこだわり

私のこだわりは、「当たり前のことを当たり前にやる」ということです。複数回検査をして、それらが矛盾していないかをきちんと調べるなど、あくまでも基本に忠実にやっています。

名人芸に頼るような手術というのは、患者さんからは一見、よさそうに思えるかもしれませんが、実際は怖いと思います。手術というものに対する一般論として、ちょっと語弊のある言い方かもしれませんが、名人も失敗することがあるでしょうし、名人ではない人もやっているかもしれません。もっというなら、そのドクターが名人かどうかも実際は分からないわけです。

ＩＣＬ手術は術式として確立されているので、適切なトレーニングさえ受ければ安全に行える手術だと思います。重要なのは、決まったことを決まったとおりにしっかりとできるかどうかということです。

手術と同様に重要なのが術前検査で、エラーを見落とさないようにすることに、特に気をつけています。また、術後の管理も気を抜かないようにしています。度数などの決定には、患者さんの背景や、患者さんが何を望んでいるかをよく聞き取って反映するよう心がけています。患者さん全員が、裸眼でその方のマックスの遠方視力が出ることを望んでいるわけではないので、左右のバランスや遠近のバランスを考えつつ、その方がいちばん理想とするところを決めています。

そして、何らかのトラブルが起こったときには、すばやく対応できるようにしています。ＩＣＬの経験が豊富なドクターかどうかという違いがいちばん現れるのは、やはりそこかもしれません。例えるならパイロットのようなもので、普段は自動運転とまではいかなくとも、問題がなければ基本的にはスムーズに行える手術で、それほど経験の差は出ないと思います。しかし、もし何かトラブルが起こったときは、経験のあるパイロットほどしっかり対応できるのと同じで、ＩＣＬドクターも経験豊富であるほど安心できます。

そういう意味でも、患者さんに安心してもらえるＩＣＬ医療を続けていきたいと思っています。

【印象的な症例】

40代の患者さんで、片目だけに白内障があり、両目ともかなりの近視があった方です。片目の白内障の手術をする際、本人はせっかく手術するならメガネからも解放されたいと希望されました。そこで、白内障があるほうの目は白内障手術で多焦点眼内レンズを入れ、もう一方の目にＩＣＬを入れました。

実は同様の症例は複数経験しています。皆さん、「白内障になったのは嫌だったが、結果的には近視もとれてよかった。メガネなしで快適に過ごせるようになった」と喜んでくれています。

最後に、私が特に患者さんに伝えたいことを述べておきたいと思います。ＩＣＬは安全性や再現性が高い手術であることは間違いありませんが、やはり手術である以上、１００％ということはあり得ないので、慎重に術前検査をする医療機関を選ぶことが大事です。

患者さん自身がきちんと理解することも大事です。いくら手術がうまくいっても、「思っていたのと違っていた」とか、「こんなつもりではなかった」ということになると困るので、手術前にしっかり納得のいく説明を受けて、分からないことや不安なことは遠慮なく質問してほしいと思います。

医師側としても、患者さんが質問しやすい雰囲気づくりや信頼関係の構築が重要だと思いますので、そこも日頃の診療で心がけています。

Dr．秦のこだわり

私のこだわりは第一に、「適応をしっかり守る」ということです。ＩＣＬが適応する患者さんに、適応するレンズを入れる――これは患者さんから見れば当たり前のように思えるかもしれませんが、急速に広まるにつれて、だんだん守られなくなっていく部分です。現に、すでにグレーゾーンの症例にＩＣＬを行う例も出始めています。

これは、厚生労働省に認可されているレンズだけを使うという意味ではありません。認可されているレンズが適応すれば、もちろんそのほうがよいのですが、国内で認可されたレンズだけでは、患者さんの要望に対応し切れない場合も多々あります。海外からの個人輸入品も含め、そのＩＣＬに「経験」があるかどうかが重要です。自分の経験という意味ではなく、国内外の医療における経験です。歴史的にいろいろなことが出尽くしているレンズと出尽くしていないレンズとがあります。できるだけ未知数の部分が少ないものを選ぶということがやはり重要で、安全につながると思います。

ですから、新しいものが出てきたら、すぐ飛びつくのではなく、「世界で使われているかどうか」「全世界の症例数が確保されていて、しっかり情報公開されているかどうか」を重視しています。世界で情報公開されて信頼性があるものなら使いますし、そうでないものは使いません。日本の認可は、もちろんあればよいのですが、必ずしもそれを求めているわけではないのです。

例えばＩＣＬでも、３ジオプター未満の近視のレンズは、日本では未認可ですが、たとえば２・５ジオプターの近視の人がＩＣＬを希望していて適応がある場合、私のクリニックでは「認可されていないので使えません」とはいわずに、輸入して使っています。ＩＣＬは低い度数であろうが高い度数であろうが、手術の安全性は同じだからです。あと数年もすれば、３ジオプター未満の近視のＩＣＬも認可される流れになると思います。

もう一つこだわっているのが、検査員の評価制度です。日本には、視能訓練士と呼ばれる国家資格があります。視力・視野・色覚・眼球運動などの検査、弱視などの患者を対象とした訓練、それらを通じた眼科医のサポートなどを担う専門職です。ＩＣＬの術前検査には、視能訓練士が不可欠で、私のクリニックでは数人、働いてもらっています。

　すると、検査員ごとにどうしてもばらつきが出てきます。それに対して、視能訓練士ごとの成績をつけ、担当した患者さんのデータを見ながら全員でディスカッションし、低めの値や高めの値が出る原因を探ります。より正確な検査結果を出すと同時に、クリニック全体としての統一性を保ち、次世代の視能訓練士を育成するための取り組みです。

　また、ほかの眼科クリニックの検査員と時折交代して、経験を積んでもらうこともしています。ICLは術前検査の正確性が何より重要なので、それを担う検査員の技能向上と育成には力を入れています。


【印象的な症例】


　近年、医師をはじめとする医療従事者が、ICL手術を希望して来院するケースが増えています。先日も、整形外科医を目指す若い研修医の先生が訪れました。一方の目が4・5ジオプターの乱視で、これまでハードコンタクトレンズを使ってきたそうですが、外科医志望でハードコンタクトレンズは、さまざまな点で不都合です。

　集中力が必要で、一瞬たりとも手を止められない手術中に、コンタクトレンズが外れる、ずれる、目に異物が入って痛むといったアクシデントが起こる危険性があるからです。

そこで、初期研修が終わり、来月から専門を決める後期研修に入るというタイミングで手術を受けに来たのです。術後は裸眼で快適に見えるようになり、今は無事に整形外科医になって頑張っています。

医師になるための初期研修では、いろいろな診療科を回りますが、その際に眼科でICLの存在を知って手術を受ける研修医は多くいます。これからの自分の医師としての人生を思い描くときに、やはり視力が悪いというハンディキャップをこのタイミングで解決しておこうと思う人が多いようです。特に3月の入局前の時期には、大勢訪れます。

こちらも入局の時期に間に合うようにと配慮して、検査や手術の日程を詰め込みながら、「医師冥利に尽きる」という心境になります。これから医師として歩き始めようとする人たちが、そのように頼ってくれて、次世代への橋渡しができるという意味でも、自分としてはたいへんうれしい手術です。このように、医師が多く選ぶという事実も、ICLがすぐれた屈折矯正法であることを物語っているといえます。

Dr.大内のこだわり

乱視矯正をするときには、意図した角度にレンズを固定しなければなりませんが、それは、厳密には外来で座って検査をしているときに検査機で見た角度になります。手術中、患者さんは仰向けに寝ていますが、例えば角度5度に入れたいとき、どこが5度かというのは、座っているときと寝ているときとで微妙に違ってきます。そこで、両者の位置決定にきちんと整合性を持たせるベリオンという機械を用いて、正確に位置決めをしているのが私のこだわりです。

また、現在はICLを横向きに固定するのがスタンダードで、乱視矯正用のICLもそれを前提に作ってあります。しかし、最近では縦向きにレンズを固定したほうが回りにくいということが分かってきました。近視用のレンズであれば、回っても問題ありませんが、乱視が入っているレンズは軸を合わせなければならないので、回ると矯正効果がなくなり、場合によっては乱視がひどくなってしまいます。この乱視用レンズが回るという問題は、現在のICLの課題の一つです。

しかし、縦向きに固定すれば回りにくいことが分かってきたので、私のクリニックでは、最近は縦に固定する想定で考えた角度のレンズを注文し、乱視矯正用レンズの縦固定を行っており、これもこだわりの一つです。このほか、年齢などはガイドラインに縛られ過ぎないようにして、個々の患者さんの必要性をよく聞き取って柔軟に判断し、手術する・しないを決めています。

【印象的な症例】

ＩＣＬの手術を行うようになって、思ってもみなかった層に需要が高いことを知りました。それは、小さなお子様のいるお母さんです。屈折矯正手術といえば、多くは若い学生さんやビジネスパーソンなどが対象だと思っていましたが、話を聞いていると、子育て中のお母さんにとっても、必要性が高いことがよく分かりました。

夜中に起きておむつを替えたり、母乳をあげたり、ミルクを作って飲ませたりするときに、いちいちメガネを探すのは大変なので、ＩＣＬにしたいという要望が非常に多いのです。また、メガネなしでも子どもの寝顔がはっきり見えるという意味でも、ＩＣＬの需要があるようです。

小さな子どものいる家庭では、メガネを子どもに踏まれたり、いたずらされたりして壊しやすいことから、ＩＣＬにしたいという人も多くいます。そのため、最近は、小さい赤ちゃんのいるお母さんのＩＣＬ手術を多数行っています。皆さん、子育て中の忙しい毎日のなかで、メガネを使うストレスから解放されたと喜んでくれています。この需要は、私たち男性の立場からは、なかなか予想がつかないものでした。

そういうことであれば、一定以上の近視で子育てにメガネが必須の人は、できれば妊娠前にＩＣＬを済ませておくのが得策ともいえます。「マリッジＩＣＬ」というものを、これからの時代には推奨すべきではないかと思っています。

一方、ちょっと特殊なケースですが、手指の関節が年々動かなくなっていく進行性の難治疾患をもつ人にＩＣＬ手術を行った例があります。30代のその方は強度の近視で、現在は何とかコンタクトレンズやメガネの手入れや装着ができるけれども、いつできなくなるか分からないので、その前にＩＣＬ手術を受けたいとのことでした。

一般には、ＩＣＬはスポーツをするなどアクティブな人に需要があると考えられており、こうした闘病中の人たちには思いが及びません。一見、アクティビティーの高くない生活で、ＩＣＬが必要なのかと考えがちですが、そういう人たちこそ、一つでも手を煩わされることを減らしたいという切実な気持ちがあります。

手足の不自由ななかで、メガネやコンタクトレンズを手入れし、装着し、必要になったら買いに行くというのは、健常者が考える以上に多大なストレスです。それをなくすことができるＩＣＬは、このような方たちから見た需要も高いのだと再認識しています。こういう意味でも、固定観念にとらわれず、ＩＣＬが役立つ患者さんに届くように、情報発信をしていかなければならないと思います。

Dr.大島のこだわり

私のクリニックでは術前検査にかなりの時間をかけて行います。一つのこだわりとして、必ず５ｍ視力計を使う点です。多くの眼科では、スペースをセーブするために１ｍ視力計を使っていますが、その場合、散瞳剤で瞳孔を開いても、若い人は調節が入ってしまい、正確な検査結果が得にくくなります。

遠くを見るときには、リラックスして目の調節力が要らなくなります。そのため、瞳孔を開いたうえで、かつ５ｍの視力計を使うと、本当に調節がかかっていない状態の視力が測れます。その視力と、普段、瞳孔を開いていないときの視力を比べて誤差が出るようなら、再度検査をします。２度の検査で誤差が出たら３回目を行い、矛盾しない度数が分かるまでくり返します。

私のクリニックのＩＣＬ症例の視力成績は以下のとおりです。１・０は92％、０・８は98％で、２日後からはデスクワークが可能です。このように早く視力が出るのは、綿密な検査を行っているからこそです。

その分、検査には時間がかかり、１人の患者さんに1時間以上を要します。日をかえて、それを複数回行いますので、そんなに手術件数を増やすことはできません。ＩＣＬは何よりも検査が大事です。手術手技そのものは、広く内眼手術を熟知している経験豊富な術者にとってはそれほど難しいわけではありません。

あえて手術で大事なことを挙げるなら、「傷つけないこと、炎症を起こさないこと、早く終わること」です。正確な検査に加え、これらを心がけて侵襲（体への負担）が少なければ少ないほど、翌日から視力が出ます。余計なことをするのがいちばんよくないので、検査には時間をかけますが、手術は短くシンプルに、早く終わるよう努めています。

また、検査を行う国家資格を有する視能訓練士に関しては、検査技術や精度のチェックを評価するわれわれのグループ独自の考課プログラムをつくっており、一定のレベルの検定をクリアした有能な者だけがＩＣＬ検査を行えます。

ほかの屈折矯正法と違って、ＩＣＬは自費診療で高額な費用がかかり、それに見合う精度のものを提供する義務があります。ＩＣＬの検査は、きちんと視力測定の本質を理解し、クロスシリンダによる乱視定量や矯正の技術を有する検査員に任せるのが基本中の基本だと思っています。

【印象的な症例】

ＩＣＬは強度近視の人に需要があるのはいうまでもありませんが、ほかにも私が注目しているのが乱視の患者さんです。例えば、先日来院した23歳の女性は、一方の目は6ジオプターぐらいの近視で、乱視はあまりなく、もう一方は2・5ジオプターの近視で乱視が3ジオプターくらいという極端な不同視でした。

一方は近視が強く、他方は乱視が強いので、メガネでは矯正できず、コンタクトレンズでもどっちつかずになって矯正しきれません。この方に、詳しい検査をしたうえでＩＣＬ手術を行ったところ、乱視も近視もきっちり矯正され、生まれ変わったような視力が得られたと、非常に喜ばれました。

この方もそうでしたが、もともとずっと弱視眼ではないかといわれていたような患者さんで、3ジオプターくらいの乱視を持つ人がよくいます。近視の度数は1～2ジオプター程度で、不同視の人が多く、乱視が見逃されやすいうえに、ＩＣＬ以外の屈折矯正法では十分に矯正しきれず、諦めている人が多いのです。

そういう患者さんでも、正確な検査のうえでＩＣＬ手術を行うと、左右の目それぞれに正しい矯正ができ、視力１・０のクリアな見え方が得られる可能性があります。

もう一人、24歳の男性で軽度の円錐角膜の症例を紹介します。この方はハードコンタクトレンズしか矯正法がないといわれて装着していましたが、矯正視力は０・７や０・８止まりで、どうもスッキリしないという状態でした。円錐角膜の進行が止まって落ち着いている状態でしたので、ＩＣＬ手術を行ったところ、こちらもしっかり１・０の視力が出て喜ばれました。こういう方は、本来は１・０の視力が出るポテンシャルがありながら、これ以上は矯正不能な乱視や弱視だといわれていることが多いのです。コンタクトレンズでは矯正しきれない強い乱視や不正乱視でも、希望を捨てずにＩＣＬで矯正できる可能性があります。

そういう方々の視力をきちんと出せることも、ＩＣＬの大きな価値ではないかと考えています。

Dr．小島のこだわり

手術そのものももちろん大事ですが、私は術前の検査にかなりこだわっています。一般には、目の度数は一定で、簡単に測れると思われがちですが、人間の目は常に変動していま す。疲れているときは少し度数が高くなったり、乱視が強くなったりと、いろいろと変わっ ているのです。このため、検査は複数回行うのが基本です。そのうえで、「調節麻痺薬」と いって、目の筋肉の緊張をとる点眼薬を使い、５ｍ視力計を用いて、本来どれくらいの近視 の度があるかを調べます。

調節麻痺の点眼薬をさすと２日間ほど手元が少し見づらくなるので、患者さんは不便にな りますが、正確な検査のために不可欠な処置なので、患者さんによく説明し、理解を得て 行っています。これらの検査は、特に過矯正にしないために重要です。調節力が残った状態 で度数を決めてしまうと、過矯正となり、視力は出たとしても、ひどく目が疲れやすくなっ たり、頭痛が起きたりすることになります。

ＩＣＬは、いざとなれば取り出せるとはいえ、再手術となれば目への負担になりますの で、できるだけ再手術は避けなければなりません。検査の不備で過矯正にするわけにはいき ませんので、調節力のない状態で正確に検査するよう心がけています。

また、手術前の患者さんには、訓練されたスタッフによるカウンセリングを実施し、患者 さんの悩みや要望を詳しく聞き取るとともに、ＩＣＬに関する情報提供をします。患者さん の理解を深める一方で、その患者さんが本当にＩＣＬを受けたいのかなども確認しています。

最近は、ＩＣＬの普及に伴って、「友達がやったから自分も」「ＩＣＬは何かあってもすぐ取り出せるでしょう」など、非常に軽く考える人も増えています。そういったことのチェックも含め、「本当にこの人にＩＣＬが必要か」「ＩＣＬを受けて快適な視力が得られるか」について、手術前のカウンセリングを通じて判断しています。

このほか、最近は小さいお子さんのいるお母さんがＩＣＬを受けに来るケースが増えているので、クリニックで託児サービスを行っているのもこだわりの一つです。検査や手術の間、お子さんを預かるこのサービスは、お母さんがたに非常に喜ばれています。

【印象的な症例】

20年近く前、私がＩＣＬの治験に関わっていたときの症例です。当時はまだレーシックが全盛期で、「ＩＣＬって何？」といわれるような時代でした。私自身、海外での研究結果は目にしていたものの、「目の中にレンズを入れて大丈夫なのか」というような認識からスタートして間もない頃でした。

そんな時代に、20ジオプター近い最強度近視の方が手術を受けに来たのです。術前の予定では近視が少し残る感じで、実際にやや残りはしましたが、ほぼ予定どおりいき、「信じられないくらいよく見える」と患者さんは感動されていました。翌日の検査では、お礼をいいながら泣いておられました。

私にとって強烈な体験で、こういう新しい屈折矯正手術があるのだと、自分でも感動しました。レーシックよりもクリアに見え、強度近視にも対応できるＩＣＬという屈折矯正法に大きなポテンシャルを感じて、以後、熱心にＩＣＬに取り組むきっかけになりました。

現在は、ＩＣＬのメリットが広く知られるようになりましたが、初期の頃からすでに高い可能性を秘めていたのだと、今振り返っても思います。また、私は円錐角膜の患者さんを診る機会が多いので、一方の目は円錐角膜で、他方の目がほとんど正常というケースをよく経験します。今ほどＩＣＬが普及する前、そういう患者さんの一人が受診されたことがありました。その方は、当初、レーシックを考えていたようですが、他院でレーシックは不適応だといわれたとのことで相談に見えました。

レーシックを断られてどうしようかと悩んでいた患者さんでしたが、私のクリニックでＩＣＬ手術を受け、快適な視力を得ることができ、この方も非常に喜んでおられました。

付録
5人の凄腕ドクターによる未来のICL本音座談会

老眼用ICLの現状は？

――本文では老眼用ＩＣＬについてはほとんど触れませんでしたが、今はどのあたりまで進んでいるのですか。

秦　海外にはありますが、今のところは成績がよくないですね。

大内　老眼用のＩＣＬは日本でも輸入して使えますが、まだその見え方のクオリティが多くの人を満足させるものではないと思います。

大島　今、白内障治療に使われている多焦点眼内レンズは高性能にはなっていますが、単焦点レンズに比べるとグレアやハローの出現やコントラストの低下など見え方の質が劣るという弱点があります。今のところ、老眼用ＩＣＬも多焦点レンズと相似した光学原理で作成されているので、透明な水晶体を温存したまま使うレンズとしては、やはり多焦点レンズと同様の見え方の質の低下が懸念されます。

秦　それに、老眼も成長期の近視と同じで進行性なので、ある時点でＩＣＬを入れてもずれていってしまいます。

小島　老眼鏡でも老眼用のコンタクトレンズでも度数があり、老眼の進行に伴って度数を変えていくわけですが、ＩＣＬは変えられないので、手術をした時点ではよくても、あとあと不満になったり、「これなら普通のＩＣＬのほうがよかった」という話になったりすることがありますね。

秦　そのことの理解が進めば適応の幅が広げられるのですが、簡単にはいきませんね。また、最近、老眼用ＩＣＬを入れることによって、老眼が進むのではないかという報告も一部にあり、なかなか完璧な老眼用ＩＣＬを作るのは難しそうです。

――なぜ海外では使われているのですか。日本でもインターネットでは「老眼治療もできるＩＣＬ」などのワードがかなり見られます。

大内　海外では認可されているというだけで、満足していない人が大勢いると思われます。日本には、その声は入ってきませんけど。

大島　日本でも、真剣にＩＣＬに取り組んでいる眼科医なら、現時点の老眼用ＩＣＬを入れたいとは思わないでしょう。もちろん将来的に改良される余地がありますが、現時点ではまだ万人に推奨できるものではないですね。

大内 ただ、老眼になったら、もうＩＣＬの手術は受けられないというわけではありません。そこを誤解してほしくないと思います。近視を完全に治して、「あとは老眼鏡をかけます」と認容できる人で、かつその状態にメリットを感じる人なら行えるのですから。

大島 老眼や白内障が進み始める微妙な年齢の人にとっては、よく「ＩＣＬか白内障手術か」と二択のようにいわれますが、両者には度数合わせの精度に大きな差があります。白内障手術で入れる眼内レンズの度数は、あくまでも予測して見積もったものです。精度が高まってはいますが、事前に水晶体と入れ替えた状態のシミュレーションはできないのでやはり誤差が生じる可能性があります。ＩＣＬの場合は自覚的な視力を見ながら正確なシミュレーションができるので圧倒的に正確です。

大内 だから、正確な度数で近視をバチッと矯正し、近くを見るのは老眼鏡でＯＫという人なら普通のＩＣＬを入れ、クリアな視界で5年でも10年でも過ごして、本格的な白内障になったとき白内障手術を受けるという方法もあるわけです。白内障手術そのものはＩＣＬが入っていてもいなくても大きな違いはないので。

大島 仮に10ジオプターの近視、つまり裸眼だと目の前10㎝しかハッキリ見えない人がいたとして、その人から白内障手術の眼内レンズで「視力1・0にしてほしい」といわれたら、私はそんなに正確に測ってピッタリの眼内レンズを入れる自信は持てません。0・25か0・5、もしかしたら1・0ジオプターの近視が残るかもしれない。でも、この人がそれをICLでやってほしいというなら、自信を持って1・0の視力が得られるといえます。それぐらいICLの精度が高いですね。

秦　ICLやレーシックはずるいところがあって、多少のずれは、水晶体で調整してくれることがありますよね。

大内　たとえ老眼でピント合わせができなくなった水晶体でも、完全に代わりになるものは人工的には作れませんからね。透明というだけではなくて、光の入り方など、機械で作ったものではまねできない機能があります。それを放棄して入れ替えるのは、やはり一定以上濁ってしまってからでいいのではないかと思います。

柴　さほど白内障が進んでいない患者さんからも、最近は「多焦点眼内レンズを入れてほしい」というリクエストをよく受けますね。でも今の話のとおり、医学的な表現ではないかもしれませんが、私は、「神様の作った目にはかないませんよ」と話しています。

秦　ちょっとICLの話から外れますが、白内障もまんざら悪いものではなく、水晶体が濁ると、1点をクッキリとは見えなくなるかわりに、見える幅が広がって微調整ができる場合があります。専門的には「収差が出る」というのですが。

大島 初期の核白内障なら、むしろ近くも見えやすくなることがありますね。ちょうど老眼を相殺するように。軽い白内障は眼底を守る天然のサングラスにもなる。人間の目は本当によくできています。

大内 誰もがそうなるわけではなく、そういうケースもあるということですね。

大島 話が少しそれましたが、だからこそ、それほど白内障が進んでいないなら、大切な水晶体は温存したほうがいいですよね。近視治療のために早めに白内障手術を受けるよりは、先ほどの大内先生の話のように、現時点でＩＣＬを受けてもいいと思います。

大内 特に、非常に近視が強い人で、「地震が起こったら逃げることもままならないから、老眼を残してもいいからよく見えるようになりたい」というような方は。

秦 普通のＩＣＬでも、計画的低矯正にしたり、左右の目の度数に差をつけるモノビジョンにしたりして、近くも遠くもある程度見えるようにする方法もあります。左右の視力にわずかに差をつけるマイクロモノビジョンという方法も。

モノビジョンは、脳の中で左右の目の視覚が分離できる機能がある人は快適に使えますが、ない人は頭痛を起こしたりします。ただ、ＩＣＬの場合は、いざとなれば取り

大島　替えられるから向いていなければモノビジョンを解消できるのはメリットですね。計画的低矯正やモノビジョンの場合、ソフトコンタクトレンズを入れてシミュレーションすることもよくあります。ＩＣＬの見え方はコンタクトレンズに近いので、それで見え方の感覚をかなり体験してもらえますね。

小島　ＩＣＬは、そうやって、シミュレーションできるのがいいところですよね。私も、モノビジョンとかマイクロモノビジョン、計画的低矯正を予定している患者さんに、「ちょっとこれで過ごしてみてください」とコンタクトレンズを渡して、実際に日常生活で体験してもらうことがよくあります。

秦　ある程度以上の年齢の患者さんだと、使っているコンタクトレンズをチェックすることもたいへん大事ですね。もともと少し弱めにしている方がほとんどです。これも、その人の望む見え方を知る大きなヒントになります。

大内　現時点で機能的に不十分な老眼用ＩＣＬを使わなくても患者さんに合わせてカスタマイズできるということです。我々は眼科専門医、かつＩＣＬインストラクターとして、そうした駒はたくさん持っています。

もう一つの眼内コンタクトレンズーIPCL

——ICLとは違う材質の眼内コンタクトレンズ、IPCLについては、今後、どうなるのでしょうか。

大内　IPCLには老眼用もありますが、基本的にはICLと同じく近視と乱視の矯正を目的として作られています。ICLとは違う材質で、納入価はICLよりかなり安いのですが、用途は同じ。しかし、一つ大きな違いがあります。ICLはスター・サージカル社の認定がないと執刀できませんが、IPCLには今のところそういう制度がないのです。

秦　IPCLはヨーロッパでは認可されており、日本では未認可ですが、現在治験中で、近く厚生労働省の認可が下りる見込みです。

大内　IPCLはすでにそれなりに広く使われ、私たちもICLでカバーしきれない度数などはIPCLを使うことがあります。ただ、認可が下りれば、これまでとは比較にならないくらい急激に普及するでしょう。そこで、ICLと同じように認定制度を作って、一定の術者の水準を担保すべきだというのが私たち5人の考えです。

大島　ＩＣＬの認定試験では、かつて未熟な術者によるレーシック手術で被害者を生んだことの教訓から、患者さんが安心して手術を受けられるように、医師としての一定の技量を担保するのが目的です。決して限られた医師で独占しようとか、ほかの医師を締めだそうとかいうことではありません。とはいえ公的機関による認定資格ではありません。それゆえ、逆の立場から見れば、「限られた医師だけ行えるなんておかしいだろう」といわれてもしかたがない部分があって難しいですね。

秦　今はＩＰＣＬの認定制度はできていませんが、厚生労働省からの認可を得たときには、恐らく条件をつけられると思います。ＩＣＬに関しては、小島先生たち先駆者が本当にいい仕事をしてくれて、「眼内コンタクトレンズは、こういう研究会でしっかりやっていく」ということをアピールしているので、後続の製品も同様のシステムが必要になるでしょう。

大島　本当は眼内コンタクトレンズの一つの研究会があり、その中にＩＣＬもＩＰＣＬも属するというシステムがいいと思いますが。

秦　現状、それは難しいと思いますが、何らかの認定制度はできると思います。いずれにしてもＩＰＣＬについては、現在、治験中で長期の予後が分かっていないので、まだこれからですね。

ICL手術のこれから

——ICLの今後についてはいかがでしょうか。「もっとこうなってほしい」ということなどはありますか。

秦　一つはサイジングですね。

小島　今、ICLは目の大きさに対して4サイズで、刻みが大きいんですね。昔はそれでもよかったのですが、最近は高性能の前眼部OCTなどで細かく正確にサイズが分かるようになったことも背景に、もっと細かい刻みのサイズへのニーズが高まっています。

柴　それは欲しいところですね。

小島　IPCLはもっと細かい刻みのサイズがあるので、その影響もあって、サイズを増やすことは検討されているようです。

秦　もう一つはインジェクター、レンズの挿入器ですね。いまだに30年前のシステムをそのまま使っているので、そこは改良の余地があると思うのですが。

大島　おおいにあると思います。ICLは、術前にレンズをセットアップしてカートリッジに入れる手順が必要ですが、白内障手術に使う眼内レンズでも、今はほとんどプリロードといってあらかじめ挿入器と眼内レンズがセットされていて、押すだけで正確に入るようになっています。いまだに術中にセットアップの手間がかかるのはストレスですね。

秦　プリロードは一時、できそうでしたが、今は中断しているようです。

大島　あとはレンズの回旋ですね。一定数、どうしても回ってしまうケースがあるので、何かうまい方法で動かないようにできればいいのですが。

秦　それから、レンズを入れる場所である毛様体が見られる検査機ができればありがたいですけどね。いってみればスーパーOCTのような。

大内　現状は、実際にレンズを固定する場所の、我々がいちばん知りたいその幅が測れず、周辺を測って計算式で出していますからね。

大島　近い将来、できると思いますけどね。

秦　同じような話ですが、レンズのサイズを出す計算式も、ＡＩを使って精度を高めるような検証が進んでいます。それがうまくいって、サイズの分布も多くなれば、よりぴったりなサイジングが実現するのではないかと期待しています。

検査の簡便化は？　費用は？
患者目線の疑問について

――本文で要注意と伺った「ワンデイＩＣＬ」ですが、今後、安全性とクオリティがしっかり確保された形で実現する未来はないのでしょうか。

小島　技術は進歩しますけど、人体は変わりませんよね。我々は変動する人体を対象にしていますので、やはりワンデイＩＣＬは難しいかなと思います。

大島　手術でいちばん怖いのは感染なんですよ。手術の所要時間がたったの10分程度といえども、あくまでも手術であり、医療なので、あまりにも簡便にし過ぎると、感染などのトラブルに結びつきます。よく患者さんから「先生、簡単な手術なんでしょ」といわれるのですが、簡単と安全は違います。きちんと順序を踏むからこそ短時間で「安全」な手術ですが、そこを誤解すると、いくら安全な手術も危険になってしまいます。そういうものをワンデイＩＣＬでやるのは、やはり私は医療としては反対ですね。

柴　ＩＣＬ研究会でも明記していますよね。入会の基準に「複数回の術前の屈折検査を行う」と。しかし、実際にはＩＣＬ研究会に入っている施設でもワンデイＩＣＬをやっ

大島　ていますからね。もう破綻していますよ。

大内　ワンデイＩＣＬは乱視はやらないらしいですね。乱視は無視と。さすがに１日の検査ではできませんからね。

腕がいいからとか、設備が整っているからワンデイＩＣＬができるわけではなく、むしろ逆だということを、患者さんたちには知っておいてほしいですね。

――説得力のあるお話です。もう一つ、患者目線や読者目線で気になるのが費用ですが、今後、少しは安くなったり、保険適用になったりする可能性はあるでしょうか。

秦　保険適用は、メガネやコンタクトレンズがなっていない以上、難しいかもしれません。

大島　むやみな価格競争になると、今度は安全が担保されなくなります。

秦　ある程度のところで価格競争は限界が来ると思います。ただ、今はマテリアルが正直高いので、そこに関しては下がってくると思います。

大島　ＩＣＬが広まることは、本書の趣旨でもありますが、安全性と引き換えに価格が下がって患者が増えるというようなことは、ここにいる5人は誰も望んでいません。健全な普及、認知が大事だと思っています。

大内　こういう治療があるということを、まだ知らない人がいますからね。

大島　健全な普及の対極にあるのがワンデイＩＣＬなんですよ。

大内　今、ＩＣＬの認定医が全国に３００人以上いて、すでに身近になりつつあります。さらに施設が増えれば費用は下がるかもしれませんが、１施設当たりの症例数は減るので、クオリティや経験値は落ちますよ。増えて安くなればいいという希望は、結局そういう危険をはらんでいます。ＩＣＬ手術自体は、工場で大量生産できる商品ではないので。

秦　レーシックの最盛期はかなり安くなりましたよね。７万円くらいまで下がって、その後、事故が起こって手術件数が激減しました。今は低価格のところでも20万〜30万円はすると思います。レーシックも安全性を確保するとこのくらいの値段になるのだと思います。

大島　一定の医療の技術を担保するには、一定の価値を払うべきなんですよ。日本の国民皆保険が一見いいようで、弊害もあります。日本ではその分野で長年研鑽を積み技術も知識も豊富な医師が手術を行っても、研修を終えた経験の浅い医師が手術を行っても、国民皆保険の制度のもとでは患者様が負担する診療に関わる費用は同じです。すなわち、日本の保険医療制度は医療行為そのものへの代価のみを評価し、医師の技量や経験に対する評価はほぼ皆無に等しい。

——なるほど。

大島　医療技術や治療成績に対する正当な評価を行い、それに伴う経済合理性を達成しないと、それだけ良い医療の継続ができません。高い医療技術を持ち、豊富な経験を有する医師による上質な医療を得るには、欧米のような正しい医師や医療施設への評価とそれに見合う対価の支払いを伴うことが、さらなる医療の進歩や医療サービスの向上につながります。そうでないから、「安かろう、悪かろう」のようなアバウトな医療として「ワンデイICL」という発想が生まれてしまうのだと思います。

柴　そうなりますね。

大内　ICLは高額な治療といっても、一生分のメガネ・コンタクトレンズ代だと思えば、多くの人はある時点でもとがとれます。制度的にも施設的にも、この治療は十分身近なんですよ。あとは正しく知ってもらうことが必要です。

ＩＣＬに関する正しい情報発信

――「正しく知ってもらう」という意味では、情報発信は重要ですね。

大内　最近、インターネット上で、「ＩＣＬはよくない、とんでもない治療だ」という書き込みを見ました。自称眼科医が書き込んでいて、信用する人もいるかもしれません。自分が行っていない治療が注目されているのが面白くないという心理からか、患者に聞かれて詳しく答えられなかったことへの照れ隠しなのか分かりませんが、発信するなら正確な知識を発信してほしいですね。これが本当に眼科医だとしたら、最初に受診した医療機関の医師の言葉は、その患者さんの人生を変えることがあるので、診療室でも責任を持って正しい情報を伝えてほしいと思います。

大島　医療機関として大事な使命の一つは正しい診断を行い、正確な情報を患者に与えることです。眼球の形状的にＩＣＬが向かない方には適応はないことを正しく伝えることも大切であり、逆に、自分自身の施設では行っていない治療だからといって、新しい治療をむやみに否定してしまうのも、救える患者の治療の可能性を閉ざすことになりかねません。

大内　眼科医にも「近視なんて病気じゃないんだから、手術することはない」という人がまだ大勢いるんですよ。そういう眼科医にかかったら、本来なら生活の質が大幅に改善されて、自分らしい人生を生きられるようになるチャンスを失う人が出てきます。

柴　さっき大内先生がおっしゃったような照れ隠しぐらいだったらまだいいですけど、最近、眼科医のユーチューバーでＩＣＬをやっていない人がアンチになっている例があります。注目されている治療法に対して、自分はやっていないので、アンチになって注目されようという目的ですね。こういうことも正しい知識の普及を阻むと思います。

大島　つい先日、某テレビ局による当法人グループについてのメディア取材がありました。その際に、当方の手術成績や学会活動の実態をお話ししましたが、結果的に内容のほとんどが「医療に関する広告規制」というルール規定のもとでカットされました。確かに一部の美容業界での過大宣伝や誇張広告に起因してこのような規制を行われるようになりましたが、信頼性が高く、公共性の高いメディア（公共電波）において、嘘偽りないデータの公開をしようにもこのように過剰な規制がかかる一方で、規制がまったくかかっていないＳＮＳで各人が根拠に乏しい情報を乱発することで、患者サイドには正しい情報を得ることが難しくなっていることが懸念されます。

大内　だからこそ、本書を出す意味が大きいともいえますね。

大島　そうです。本書を世に出そうと思ったのも、ＩＣＬに関する情報が混乱し始めていると感じたので、正しく知ってもらいたいというのが動機でした。ＩＣＬの価値を正しく知っており、知識・技術・設備がそろっていて、適応・不適応をきちんと見極めて説明してくれる医療施設を選んでもらいたいと思います。それを伝えるのが、本書の重要な趣旨です。ＩＣＬに関する正しい知識の普及に、少しでも役立てばうれしいですね。

おわりに

かつてレーシックのブームが過熱するにつれて生まれたのが、「レーシック難民」という言葉でした。レーシック難民とは、レーシックの手術後に不具合が起こったものの、手術したクリニックで診てもらえず、あるいは受診しても問題が解決せず、ほかの医療機関を転々とする患者のことです。

レーシックについては、２００８〜２００９年に起こった集団感染事件が手術件数を激減させるきっかけになりましたが、それ以前にも術後の不具合に悩むレーシック難民は増加していたと考えられます。

集団感染事件は単独の問題ではなく、背景にはブームに伴う価格競争やそれに乗じた儲け主義があり、そこからレーシック難民も生まれてしまったのです。

「ＩＣＬに同じ道を歩ませてはならない」と、屈折矯正に取り組む心ある眼科医は皆考えています。ＩＣＬの認定医制度もそれを目的に作られました。しかし、最近は、油断しているとレーシックの二の舞いになるのではないかという懸念が強まっています。

２００３年から日本での治験が行われ、２０１０年に厚生労働省の承認を得たＩＣＬは、すぐれた屈折矯正法であるだけに、手術件数が急速に増えています。そして現在ではＩＣＬ手術を受けた人は２万５０００人に達し、年間の件数はレーシックと逆転したといわれています。

少し前、日本白内障屈折矯正手術学会のワーキンググループが、国内で行われている屈折矯正手術の現状や有効性、安全性などについての全国的な調査を行いました。

２０１５年１～12月に国内42主要施設で屈折矯正手術を受けた１万５０１１眼を対象に、３カ月の経過観察を行ったのです。ＩＣＬ手術は全体の９％（１３２９眼）を占めており、次のような結果が出ています。

・平均裸眼視力は１・41、平均矯正視力は１・62と良好。
・目標屈折度数に対して±０・５ジオプター以内が88％、±１・０ジオプター以内が99％と良好。
・平均屈折変動＊は±０・０１ジオプターと安定。
＊屈折率の変化の平均値で少ないほど視力が安定していることを示す。
・感染症、白内障進行、著明な角膜内皮細胞の減少など、重篤な術後合併症は全例認めない。

この調査発表には「ＩＣＬは臨床成績が非常に良好であり、特に最新型レンズが登場してから、術中・術後合併症のリスクが大幅に軽減されたことで、全世界的に手術件数が増加している術式」と記されています。

また、同じワーキンググループが2014年1～12月に国内45主要施設でICL手術を受けた1001眼を対象としたアンケートでは、以下の結果が出ています。

・裸眼視力1・0以上の症例が94％、矯正視力1・0以上の症例が99％。
・目標屈折度数に対して±0・5ジオプター以内が83％、±1・0ジオプター以内が96％と良好。
・屈折変動として±1・0ジオプター以内が99・1％と安定。
・レンズ交換を要した症例は1・0％であり、術後感染症、白内障進行、著明な角膜内皮細胞の減少など、重篤な合併症は全例認めない。

ICLの安全性が高いことは、このような調査結果でも示されています。しかし、安全な手術でも、手順を誤ったり、やるべきことを省いたりすれば、当然、危険になります。

レーシックも本来は、安全性の高い手術です。しかし、「視力1・5」などを売り文句に、その人に適した度数を十分に検討しないで、あるいは正確でない検査結果をもとに施術するケースが増えた結果、レーシック難民と呼ばれる人たちを生むことになったのです。

不適切なレーシックで起きることとしては、角膜炎などの深刻な感染症や重いドライアイなどもありますが、一見分かりにくいのが「過矯正」という問題です。その人に適した度数を超えて過度に矯正してしまうもので、慢性的な疲れ目や頭痛などを招きます。

屈折矯正手術の術前検査をおざなりにすることによって、最も招きやすいのがこの過矯正で、それはICLも同じです。

世の中では、屈折矯正手術が話題になると、どうしても手術そのものだけがもてはやされる傾向がありますが、レーシックにしてもICLにしても、熟練した眼科医にとっては、手術そのものの難易度はそれほど高くありません。力を入れなければならない重要な部分は術前検査なのです。

ICLの人気が高まるにつれて、その重要な術前検査をおざなりにする医療機関が現れ、徐々に増えつつあります。私たちはレーシックの二の舞いだけは避けたいという思いで、さまざまな形で正しい情報を発信しています。本書もその一つとしてまとめたものです。

ICLを巡る諸事情はめまぐるしく変わっています。本書の執筆時には最新の情報を記載していますが、読むときには変わっている恐れもあります。しかし、最も重要な情報、すなわちICLの適応・不適応や受ける医療機関の選び方などは変わりませんので、有効で安心なＩＣＬ手術を受けるために役立つと思います。

最後にまとめとして、ＩＣＬ手術を決断する前に医療機関をチェックする6つのポイントを挙げておきます。


【ICL手術を決断する前の6つのチェックポイント】

① 手術前の検査が複数回行われているか

メガネやコンタクトレンズなら、1回の検査で決めることも可能かもしれませんが、ＩＣＬは基本的には生涯入れておくレンズです。何かあれば取り出せるのがＩＣＬのメリットとはいえ、不十分な検査のために度数ずれを起こして再手術になり、目に余計なダメージを与えるのは避けたいものです。

人間の目は常に変動していますので、複数回の検査をしてきちんと度数を測ってくれる医療機関を選びましょう。ＩＣＬ手術は、当日は短時間で終わりますが、実質は検査から始まっているともいえるのです。

② コンタクトレンズを十分な時間外して検査を受けたか

長期間コンタクトレンズを装用していると、目の表面の角膜にコンタクトレンズの痕がつき、術前検査が正確に行えないことがあります。その状態でＩＣＬの度数を決めてしまうと、度数ずれを起こす危険性が高くなります。

できればソフトコンタクトレンズは1週間、ハードコンタクトレンズは3週間外し、角膜を自然な状態にしてから術前検査を受けるのがお勧めです。ですから、医療機関で事前にコンタクトレンズを外しておくように指示があったかどうかもチェックポイントになります。

③術前検査で調節麻痺検査を受けたか

目の中にはピント合わせを行う毛様体筋という筋肉があります。特に若い人では、このピントを合わせる能力、つまり調節力が使える状態で度数を測ると、度数を正確に測りにくくなります。最近はスマホを長く見るなど、近くを見ることが多いため、毛様体筋がこり固まっていることも多く、そのことも正しい度数の計測を妨げます。

そのため、正確に度数を測るには、毛様体筋の影響を一時的に薬で取り除いて行う調節麻痺検査が必要です。この検査を行わないと、かつてレーシックで頻発した過矯正になる危険性が大きくなります。検査の影響で2日間くらいはまぶしさや見えにくさが残りますが、大切な検査です。この検査を行うかどうかも医療機関の重要なチェックポイントです。

④コンタクトレンズでのシミュレーションを行ったか（45歳以上の場合）

45歳以上の人がＩＣＬ手術を受けると、近くが少し見づらくなることがあります。そこで、手術前に、どのような矯正のしかたがその人に合うか、ソフトコンタクトレンズなどを使って見え方をシミュレーションすることも重要です。特に45歳以上の人は、そうした説明やシミュレーションをしてくれる医療機関を選ぶのがお勧めです。

⑤術者と信頼関係が持てるか

安心して手術を受けるために、何より大切なのは主治医との信頼関係です。疑問や不安な点について十分に説明してくれ、自分にとって話しやすい医師を選ぶことが重要です。

⑥術後の検査がきちんと受けられるか

「手術をしたら終わり」「翌日診たら終わり」ではなく、一定期間おきの検査を指示し、きちんと診てくれる医療機関で手術を受けることが大切です。術前に術後の検査のことまでよく聞いて、そういう医療機関を選ぶことが大事です。

ＩＣＬ手術はたいへんすぐれた近視矯正法ですが、健康な目に行う手術であるだけに、あまり簡単に医療機関を選んでほしくないと思います。本書で知識を身につけ、少し慎重になって、ぜひ満足できるＩＣＬ手術を受けてほしいと思います。

あなたの近視・乱視が適切なＩＣＬ手術で矯正され、快適な視生活が送れることを著者一同心から願っています。

【著者プロフィール】

大内雅之（おおうち・まさゆき）

大内雅之アイクリニック院長（京都府）。

1990年、東京慈恵会医科大学卒業後、京都府立医科大学眼科学教室に入局。京都府立医科大学大学院にて博士課程、京都府立医科大学客員講師を歴任する。2018年に大内雅之アイクリニック開設。

白内障手術に関して、関西では突出した講演、論文実績があり、指導的立場で臨床にあたる。国内・海外での受賞歴多数。Best Doctors in Japanを2期連続選出。

医学博士、日本眼科学会認定眼科専門医、日本眼科手術学会理事、日本白内障屈折矯正手術学会理事、日本眼科手術学会白内障部門プログラム委員、東京医科歯科大学特命教授、北海道大学非常勤講師。

大島佑介（おおしま・ゆうすけ）

おおしま眼科グループ代表（大阪府）。

1992年、大阪大学医学部を卒業後、同眼科学教室入局。多根記念眼科病院、大阪労災病院に勤務。京都大学再生医科学研究所（国内留学）、大阪大学大学院医学系研究科にて博士課程。同眼科学教室講師、東京西葛西井上眼科病院副院長を歴任する。2014年におおしま眼科クリニックを開院し、2015年に医療法人社団聖佑会理事長に就任。現在、大阪府下にて眼科手術専門施設３院を統括。

網膜硝子体手術、難治性白内障手術の分野において新しい術式開発で国際的に評価され、年間3000例以上の手術を執刀するかたわら、世界各地で講演および手術ライブを行い、米国眼科学会、米国網膜専門医学会、アジアパシフィック眼科学会、アジアパシフィック屈折矯正学会などにて受賞多数。Best Doctors in Japanを2014年より現在まで6期連続で選出。

医学博士、日本眼科学会認定眼科専門医、日本眼科手術学会理事、中国南開大学医学部客員教授、西葛西井上眼科病院顧問、米国眼科誌「Retina Today」編集委員。

秦 誠一郎（はた・せいいちろう）

スカイビル眼科院長（神奈川県）。

1990年、東邦大学を卒業後、慶應義塾大学医学部眼科学教室に入局し、足利赤十字病院眼科医長、大和市立病院眼科医長を歴任する。2002年にスカイビル眼科医院副院長、2008年にスカイビル眼科医院院長に就任。

白内障手術以外にも屈折矯正手術、網膜硝子体手術と幅広く治療を行っている。国内外の眼科医療機器メーカーのアドバイザーも多く務め、最新機器や治療を積極的に導入し、多焦点眼内レンズ、フェムトセカンドレーザーによる白内障手術も多く行っている。

日本眼科学会認定眼科専門医、横浜市立大学大学院医学研究科眼科学教室非常勤講師。Best Doctors in Japanを2022年より2期連続で選出。

小島隆司（こじま・たかし）

名古屋アイクリニック角膜・屈折矯正手術統括医師。

1998年、名古屋大学医学部を卒業後、社会保険中京病院（現JCHO中京病院）研修医、医員を経て、2005年ハーバード大学マサチューセッツ眼耳鼻科病院、2006年イリノイ大学に留学し、眼科で角膜および屈折矯正手術の研究に従事する。帰国後、2012年に岐阜赤十字病院主任部長、2017年に慶應義塾大学医学部眼科学教室特任准教授を歴任。2022年より名古屋アイクリニックを拠点に角膜、屈折矯正手術診療に従事し、日本全国および海外での執刀歴が豊富。

医学博士、日本眼科学会認定眼科専門医。大連医科大学、モンゴル国立大学医学部客員教授。Best Doctors in Japan（2018～2023年）。

柴 琢也（しば・たくや）

六本木柴眼科院長（東京都）。

1994年、東京慈恵会医科大学を卒業後、国立病院機構東京医療センター臨床研修医、東京慈恵会医科大学眼科学講座助手、フランス国立パリ第6大学附属眼科病院研究員を経て、2007年に東京慈恵会医科大学眼科学講座の講師に就任する。2014年からは同大学附属第三病院眼科の診療部長となり、2017年に東京慈恵会医科大学眼科学講座准教授を務め、2019年に六本木柴眼科を開院する。

内外での講演や手術指導を数多く行っている。学会における多数の受賞歴があり、Best Doctors in Japanにも選出されている。

医学博士、日本眼科学会認定眼科専門医、日本白内障屈折矯正手術学会理事、日本白内障屈折矯正手術学会プログラム委員。

本書についての
ご意見・ご感想はコチラ

凄腕ドクターが解説する
眼内コンタクトレンズ(ICL)手術

2024年9月20日　第1刷発行

著　者　　大内雅之　大島佑介　小島隆司　柴 琢也　秦 誠一郎
発行人　　久保田貴幸

発行元　　株式会社 幻冬舎メディアコンサルティング
〒151-0051　東京都渋谷区千駄ヶ谷4-9-7
電話　03-5411-6440（編集）

発売元　　株式会社 幻冬舎
〒151-0051　東京都渋谷区千駄ヶ谷4-9-7
電話　03-5411-6222（営業）

印刷・製本　中央精版印刷株式会社
装　丁　　秋庭祐貴
撮　影　　田島雄一

検印廃止

Printed in Japan
ISBN 978-4-344-94826-6 C0047
幻冬舎メディアコンサルティングＨＰ
https://www.gentosha-mc.com/